発達障害がある人のための
みるみる会話力がつくノート

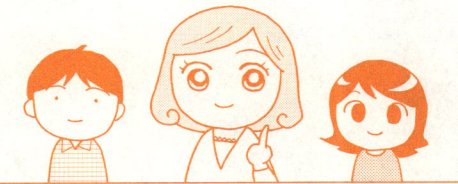

柳下記子　漫画 野波ツナ

講談社

こんにちは！
柳下記子です

私は発達障害がある方や
そのご家族のサポートと
学習支援をしています

視覚発達支援センター学習支援室室長

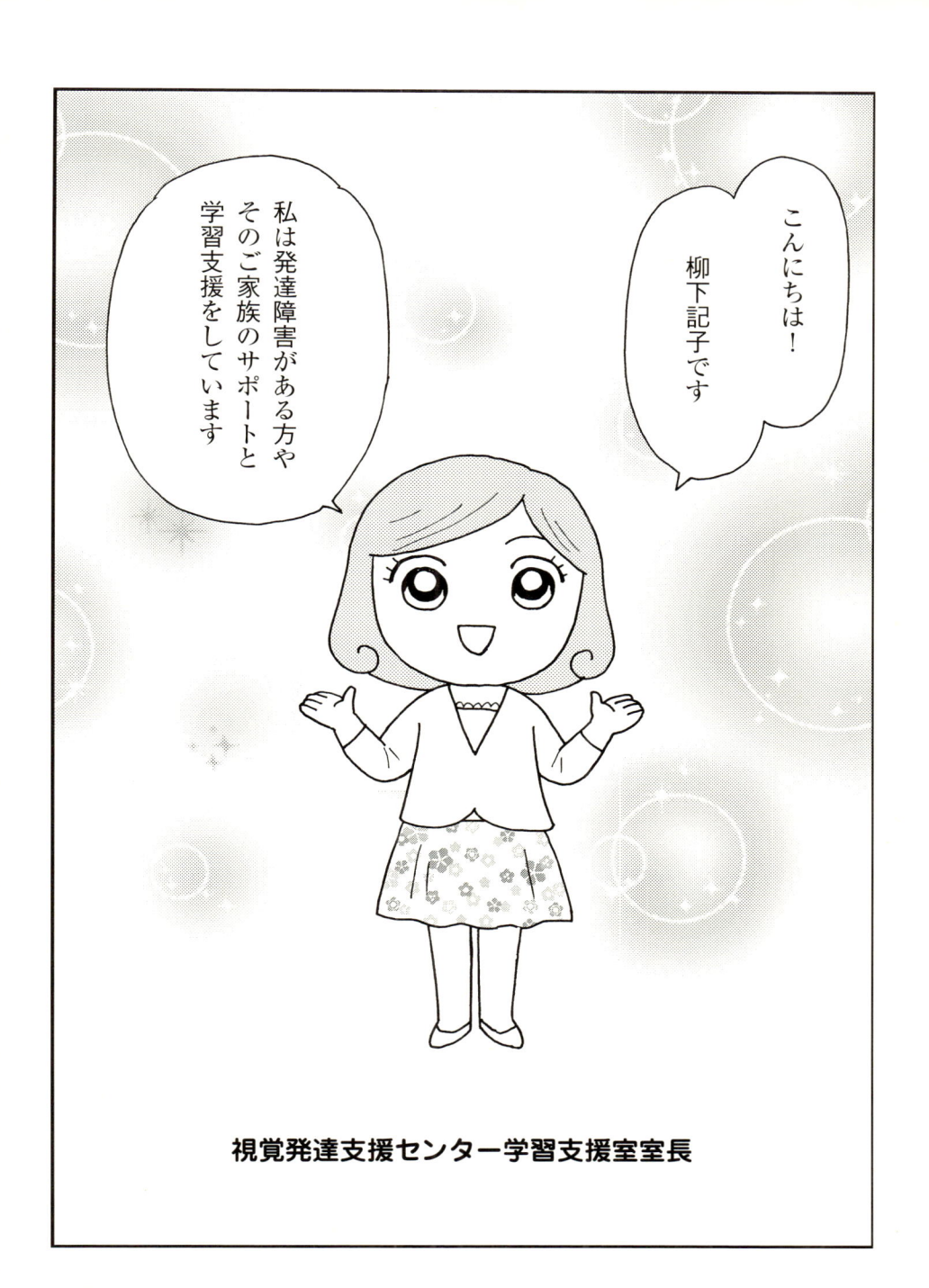

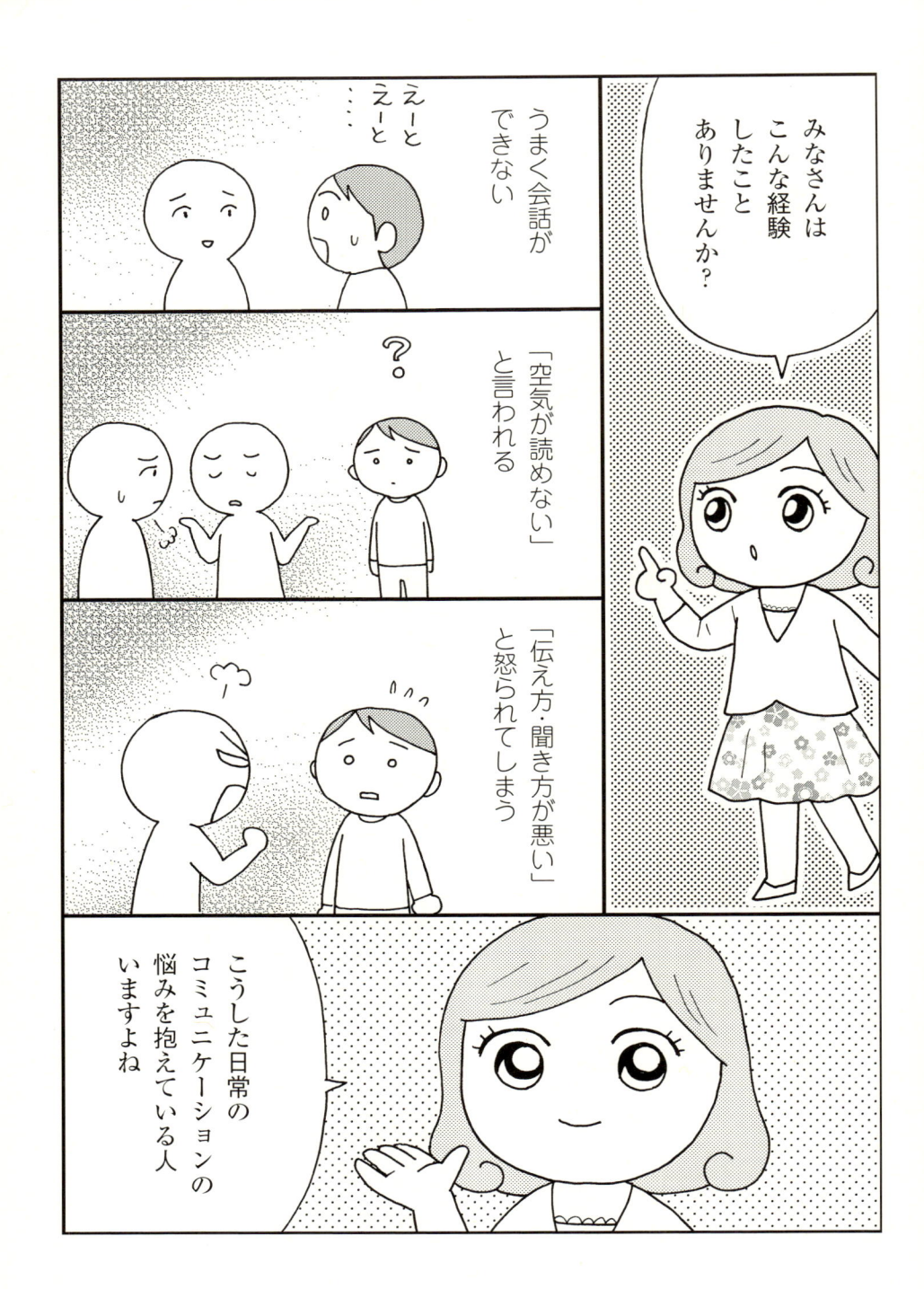

みなさんはこんな経験したことありませんか?

うまく会話ができない

えーとえーと…

「空気が読めない」と言われる

「伝え方・聞き方が悪い」と怒られてしまう

こうした日常のコミュニケーションの悩みを抱えている人いますよね

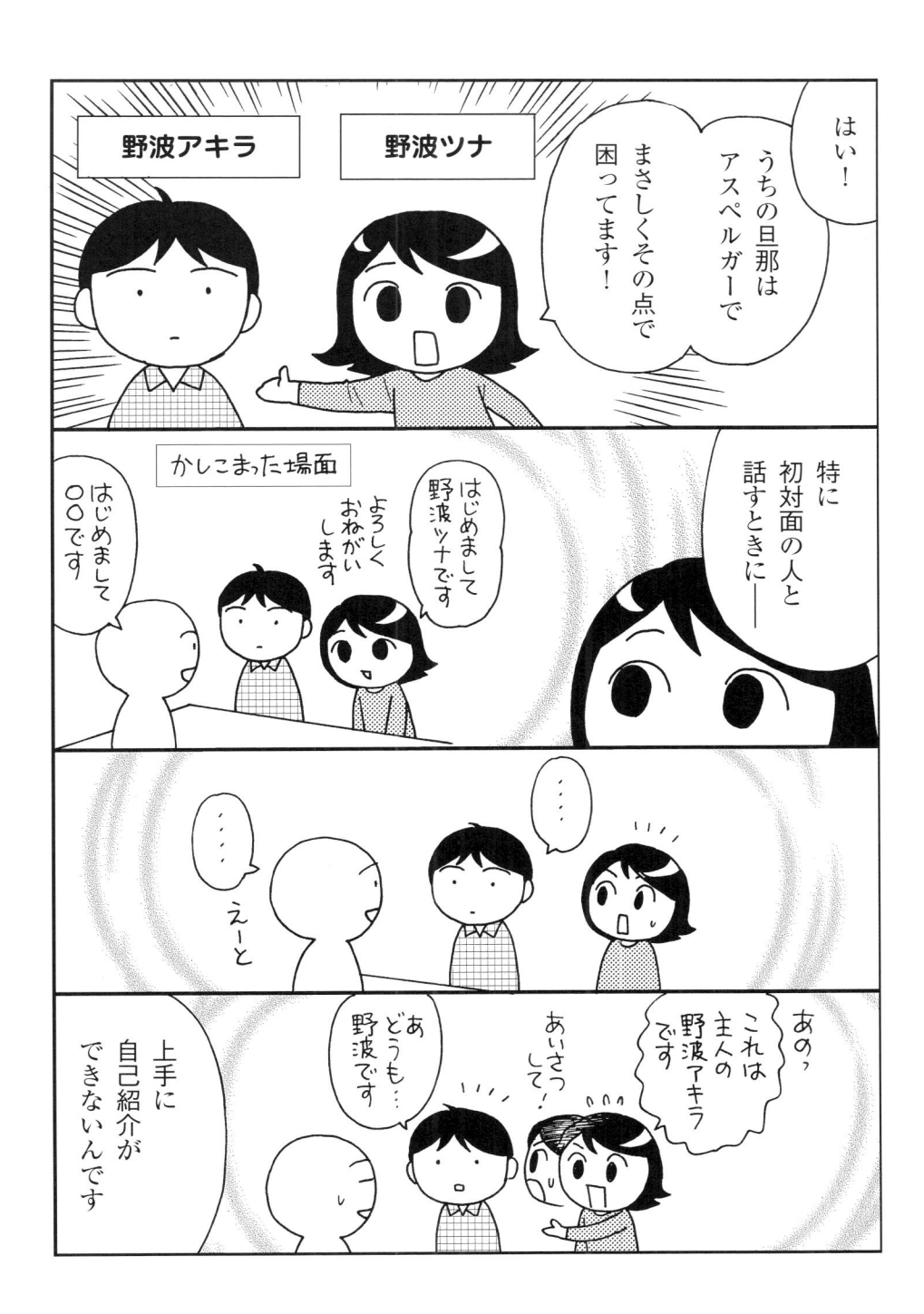

はい！うちの旦那はアスペルガーでまさしくその点で困ってます！

野波ツナ　野波アキラ

特に初対面の人と話すときに——

かしこまった場面

はじめまして野波ツナです
よろしくおねがいします
はじめまして〇〇です

……
えーと
……

あの、これは主人の野波アキラです
あいさつして！
あ、どうも…野波です

上手に自己紹介ができないんです

はじめに

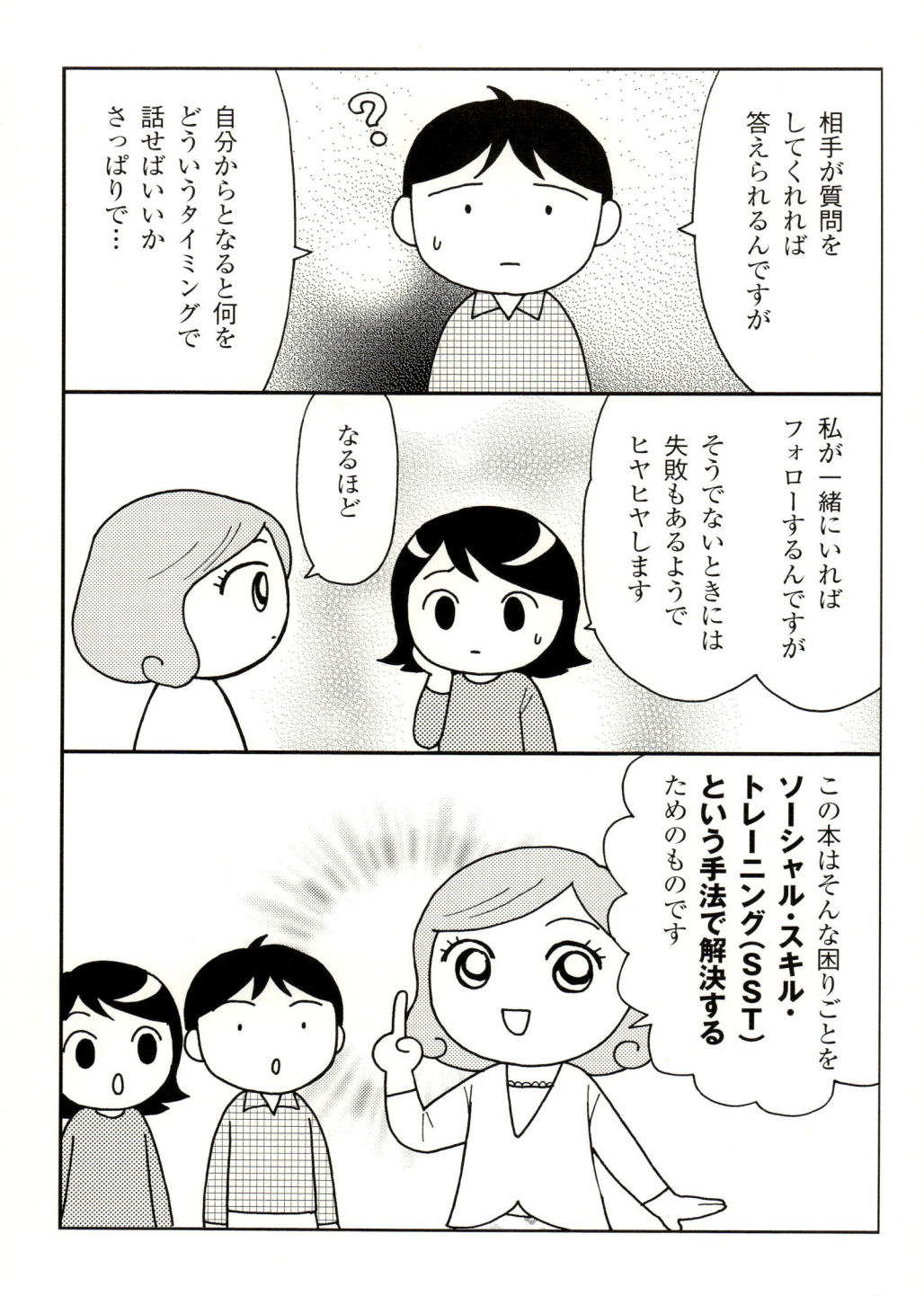

相手が質問をしてくれれば答えられるんですが

自分からとなると何をどういうタイミングで話せばいいかさっぱりで…

私が一緒にいればフォローするんですが

そうでないときには失敗もあるようでヒヤヒヤします

なるほど

この本はそんな困りごとを**ソーシャル・スキル・トレーニング（SST）という手法で解決する**ためのものです

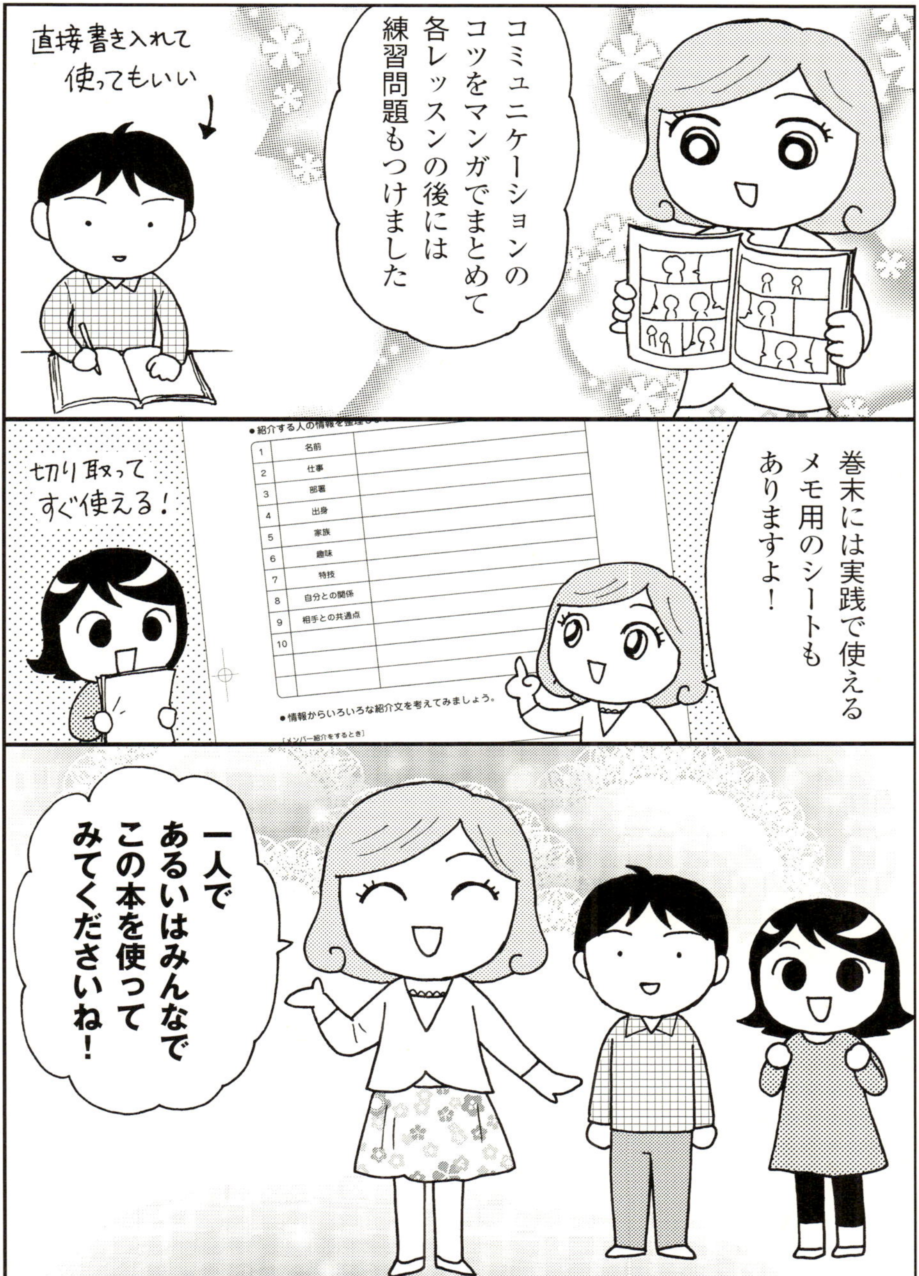
コミュニケーションのコツをマンガでまとめて各レッスンの後には練習問題もつけました
直接書き入れて使ってもいい
巻末には実践で使えるメモ用のシートもありますよ！
切り取ってすぐ使える！
1 名前
2 仕事
3 部署
4 出身
5 家族
6 趣味
7 特技
8 自分との関係
9 相手との共通点
10
●情報からいろいろな紹介文を考えてみましょう。
［メンバー紹介をするとき］
一人で あるいはみんなで この本を使って みてくださいね！

CONTENTS

はじめに ……1

- Lesson 1 練習を始める前に ……7
- Lesson 2 自己紹介してみよう ……15
- Lesson 3 相手の話を聞く ……27
- Practice ロールプレイをしてみよう ……37
- Lesson 4 相手に質問してみよう ……45
- Lesson 5 紹介してみよう ……55
- Lesson 6 確認してみよう ……67
- Lesson 7 上手にお願いする方法 ……81
- Lesson 8 報告・連絡・相談をするには ……93
- Practice ディスカッションしてみよう ……106

おわりに ……114

記入例と解説 ……116

ヤギシタのなるほど！コラム
1 会話のなかの「暗黙の了解」って何？ ……80
2 身だしなみを整えて好感度アップ！ ……92

巻末付録 すぐに使えるメモ用シート

装幀　渡邊民人（TYPE FACE）　本文デザイン　二ノ宮匡（TYPE FACE）

Lesson 1
練習を始める前に

このレッスンのポイント

・ＳＳＴ＝Social Skills Training（ソーシャル スキル トレーニング）とは何でしょうか。

・会話を成立させる２つの要素とは何でしょうか。

・生活の場は３つに分類できます。それぞれ何でしょう。

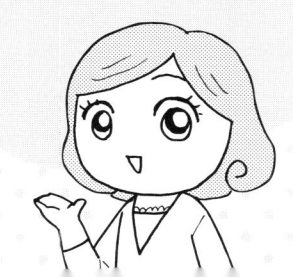

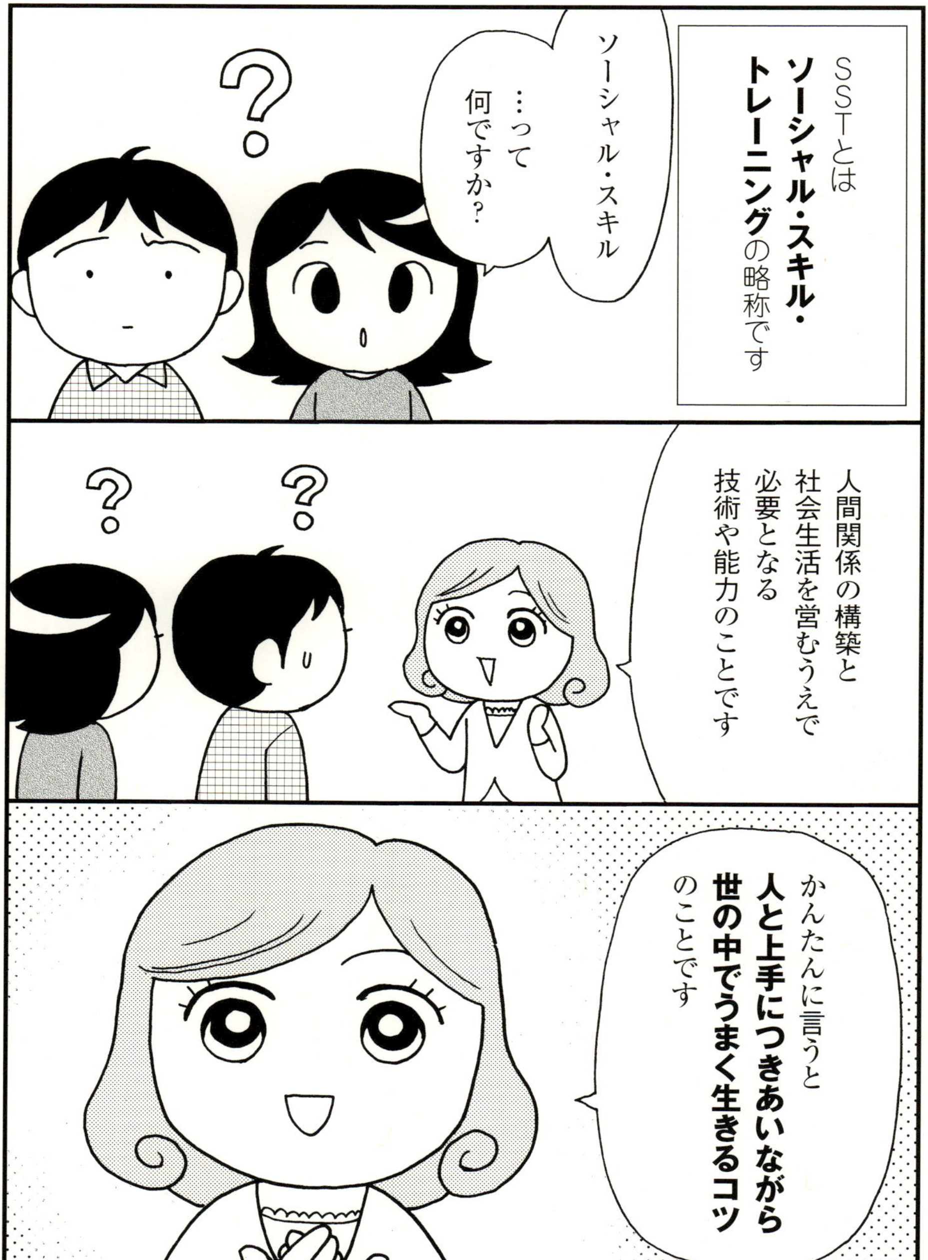
SSTとはソーシャル・スキル・トレーニングの略称です
ソーシャル・スキル…って何ですか？
人間関係の構築と社会生活を営むうえで必要となる技術や能力のことです
かんたんに言うと人と上手につきあいながら世の中でうまく生きるコツのことです

一般にソーシャル・スキルは家庭や学校あるいは社会のなかで体験を通じて自然に身につけるものですが

場の雰囲気がつかめない……

暗黙に存在するルールがつかめない……

相手の気持ちが読みとれない……

発達障害のある人には難しいこともあります

これらの要因がつまずきになる

不足しているソーシャル・スキルを計画的に身につけるのがSSTなんです

おお〜

なるほど

SSTで身につけたいことはいろいろありますが

必要なSST
相手の気持ちを理解する
我慢する力をつける
など……

この本では主に相手との会話によるコミュニケーションを扱っていきます

Lesson 1　練習を始める前に

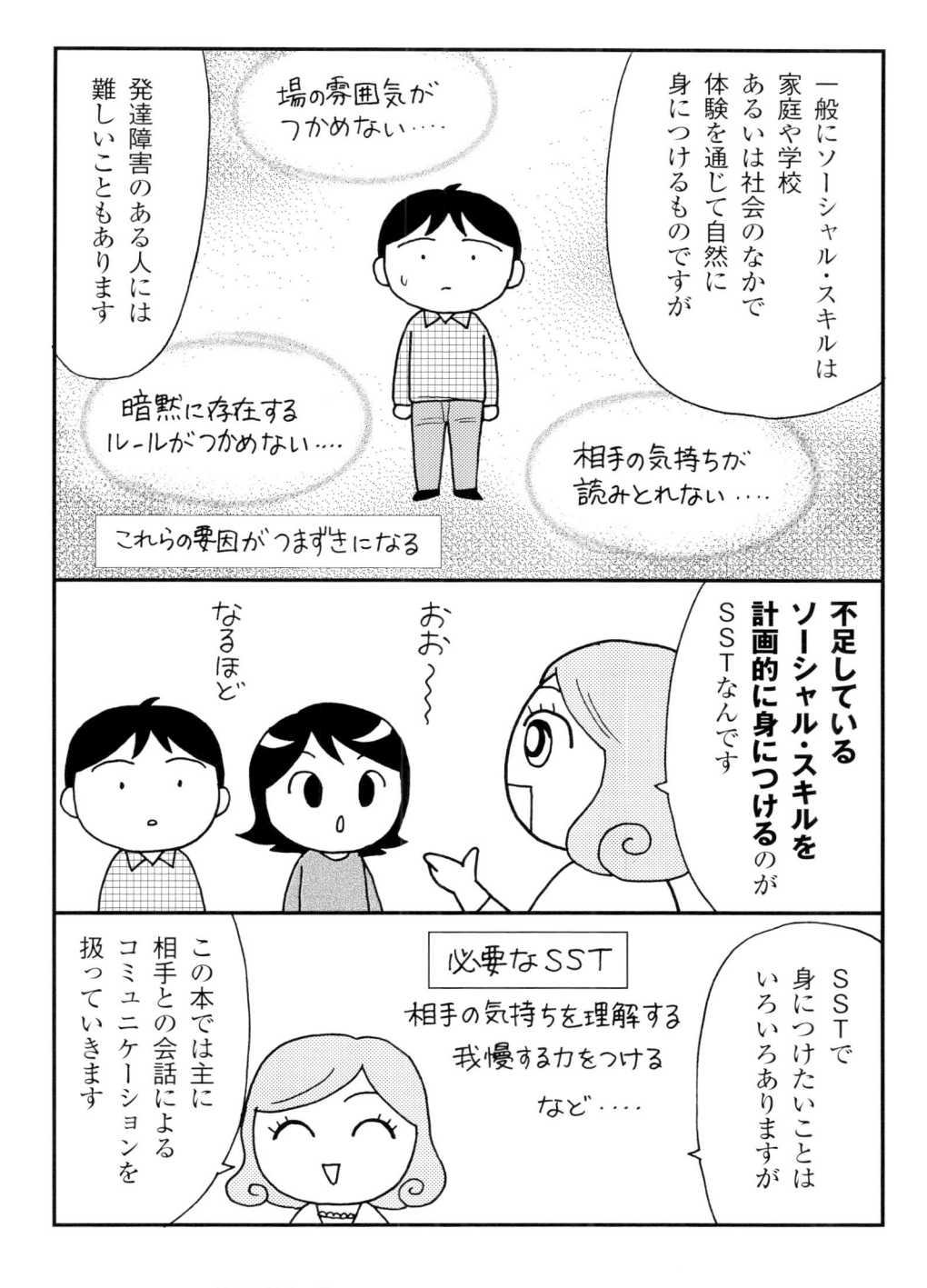

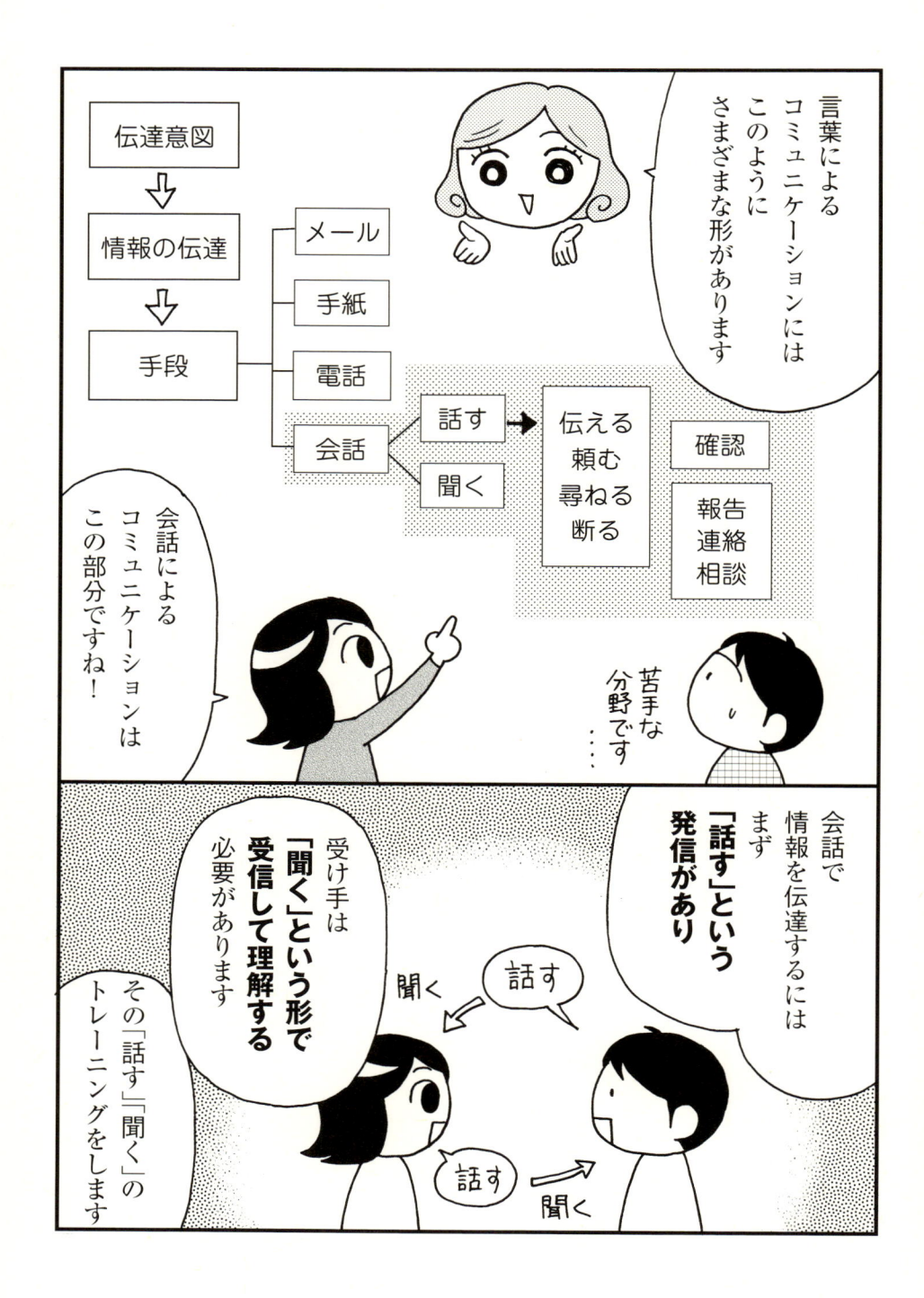

言葉によるコミュニケーションにはこのようにさまざまな形があります

```
伝達意図
  ↓
情報の伝達   ─ メール
  ↓         ─ 手紙
 手段        ─ 電話
            ─ 会話 ─ 話す → 伝える
                   ─ 聞く   頼む
                            尋ねる
                            断る

                            確認
                            報告
                            連絡
                            相談
```

会話によるコミュニケーションはこの部分ですね！

苦手な分野です……

会話で情報を伝達するにはまず「話す」という発信があり

受け手は「聞く」という形で受信して理解する必要があります

その「話す」「聞く」のトレーニングをします

話す → 聞く
聞く ← 話す

10

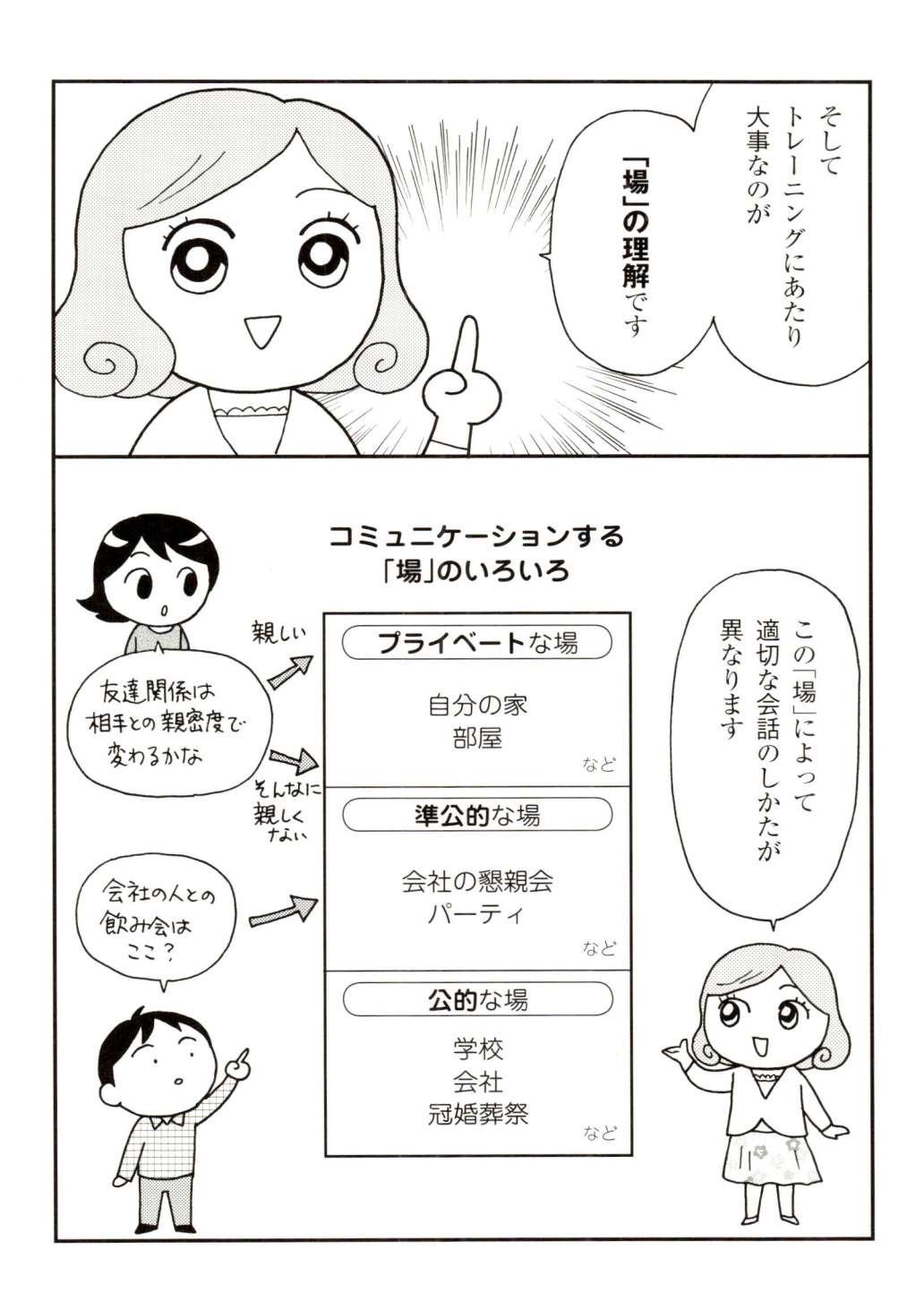

そしてトレーニングにあたり大事なのが「場」の理解です

コミュニケーションする「場」のいろいろ

友達関係は相手との親密度で変わるかな

親しい → **プライベート**な場
自分の家
部屋
など

そんなに親しくない → **準公的**な場
会社の懇親会
パーティ
など

会社の人との飲み会はここ？ → **公的**な場
学校
会社
冠婚葬祭
など

この「場」によって適切な会話のしかたが異なります

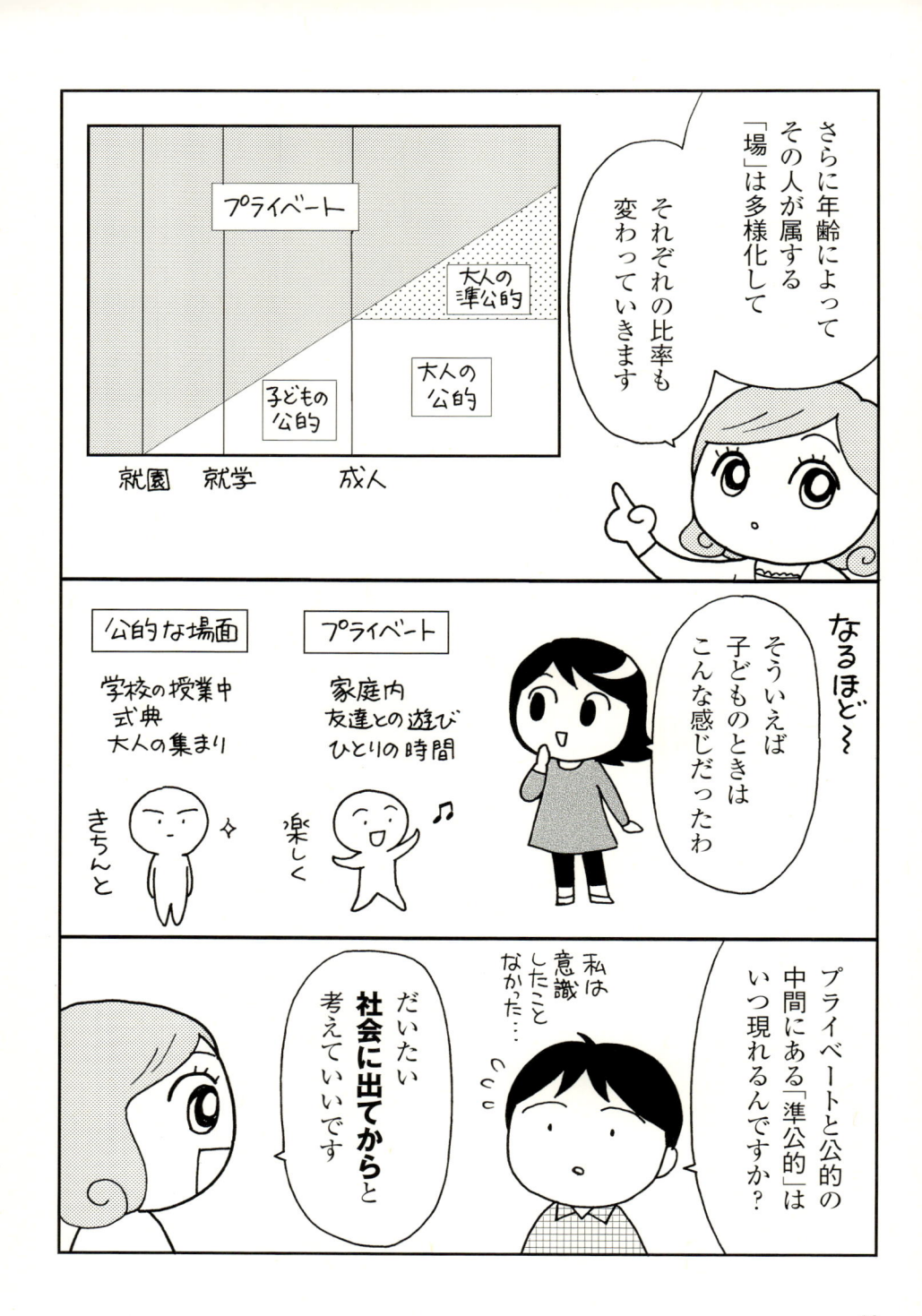

さらに年齢によってその人が属する「場」は多様化してそれぞれの比率も変わっていきます

プライベート
大人の準公的
子どもの公的
大人の公的
就園　就学　成人

そういえば子どものときはこんな感じだったわ

なるほど〜

公的な場面
学校の授業中
式典
大人の集まり
きちんと

プライベート
家庭内
友達との遊び
ひとりの時間
楽しく

プライベートと公的の中間にある「準公的」はいつ現れるんですか？

私は意識したことなかった…

だいたい**社会に出てから**と考えていいです

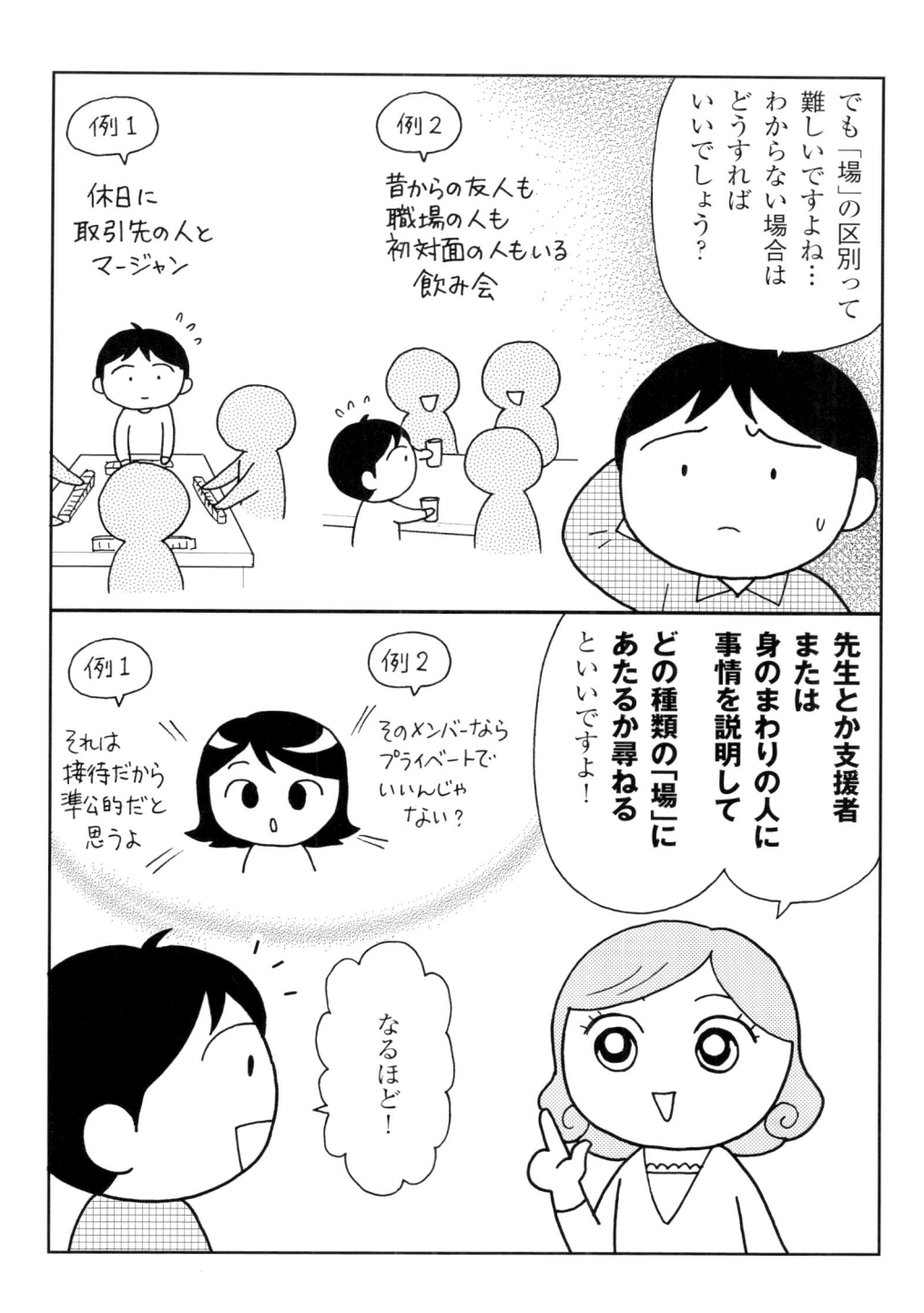

でも「場」の区別って難しいですよね…わからない場合はどうすればいいでしょう？

例1 休日に取引先の人とマージャン

例2 昔からの友人も職場の人も初対面の人もいる飲み会

先生とか支援者または身のまわりの人に事情を説明してどの種類の「場」にあたるか尋ねるといいですよ！

例1 それは接待だから準公的だと思うよ

例2 そのメンバーならプライベートでいいんじゃない？

なるほど！

公的
準公的
プライベート

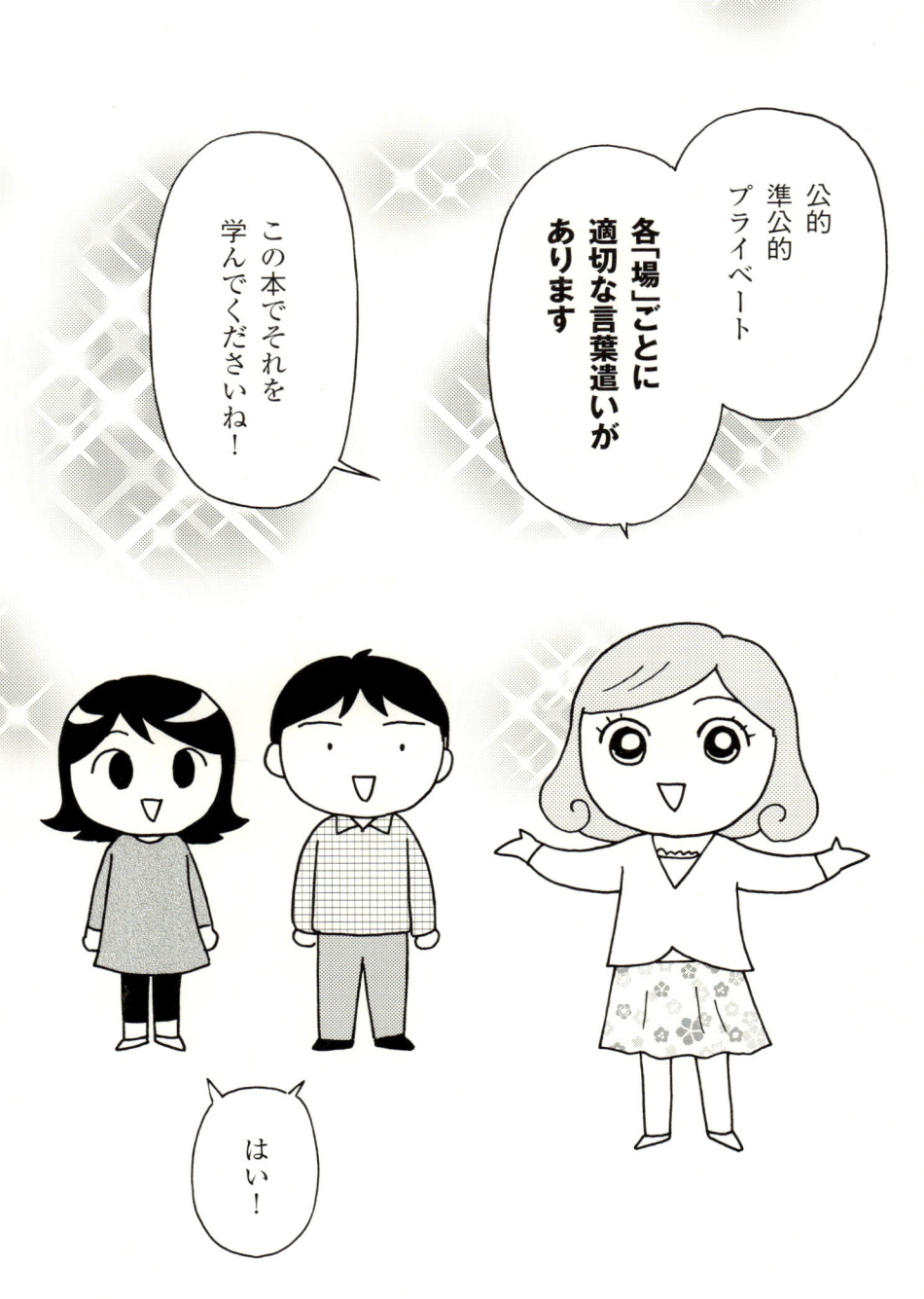

各「場」ごとに適切な言葉遣いがあります

この本でそれを学んでくださいね！

はい！

Lesson 2
自己紹介してみよう

このレッスンのポイント

- 自己紹介の長さはどのくらいがちょうどよいでしょうか。

- よい印象を残すための、「パワートーク」とは何でしょうか。

- 自己紹介するときの声の大きさはどのように決めますか。

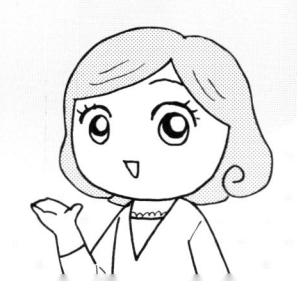

自己紹介

はじめて会う人に自分のことを知ってもらうために話すことです

自己紹介には決まりもなければルールもありません

自分で考えて自分なりの自己紹介をしてよいのです

みなさんはどうやって自己紹介しますか?

○○です
趣味はサッカーとドライブです

△△です
今年はぜひ資格をとりたいと思ってます

××です
前の会社でも営業職でした

□□です
ペットのブログをやってるのでぜひ見に来てください

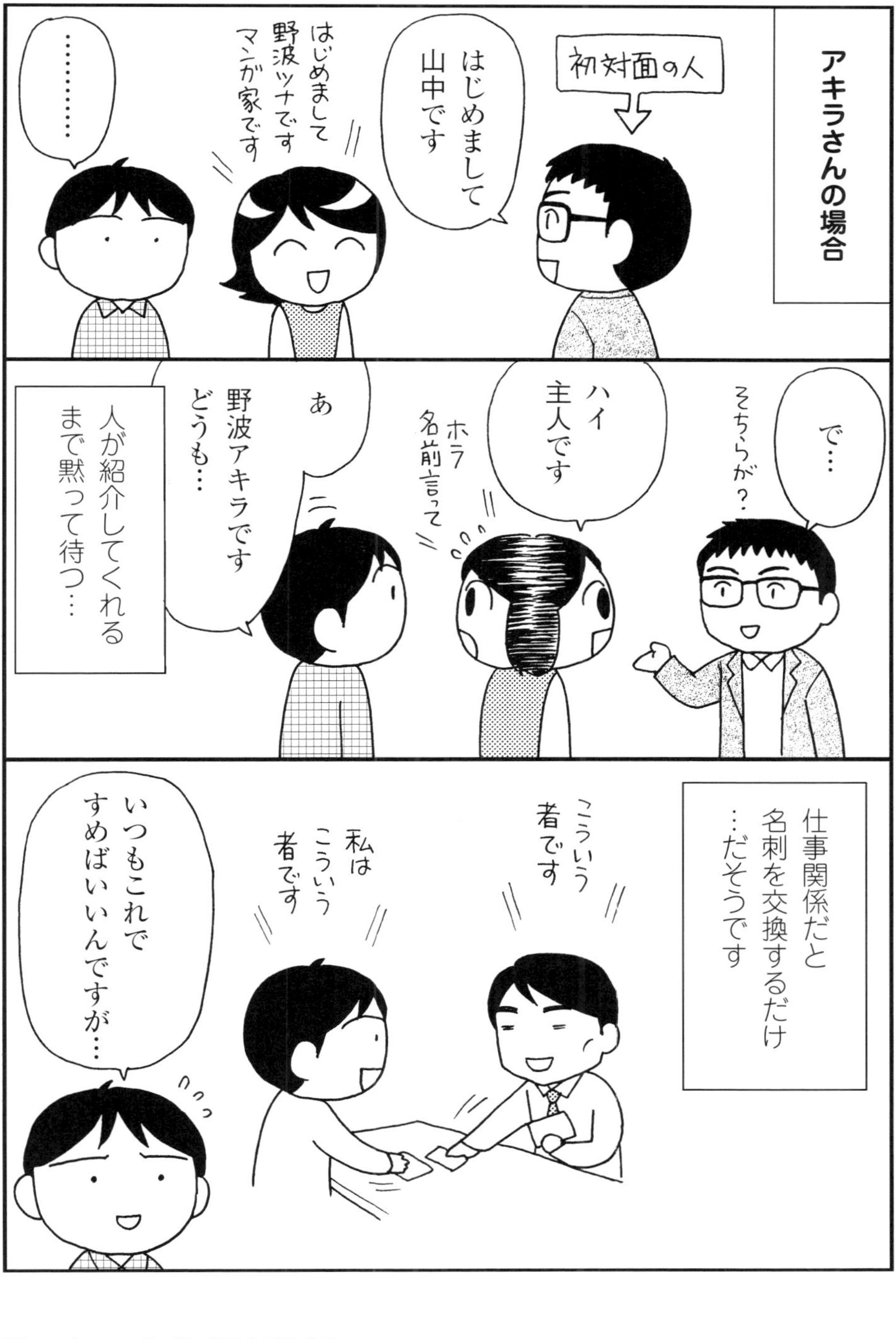
アキラさんの場合
初対面の人
はじめまして
山中です
はじめまして
野波ツナです
マンガ家です
…………
で…
そちらが？
ハイ
主人です
ホラ
名前言って
あ
野波アキラです
どうも…
人が紹介してくれる
まで黙って待つ…
仕事関係だと
名刺を交換するだけ
…だそうです
こういう
者です
私は
こういう
者です
いつもこれで
すめばいいんですが…

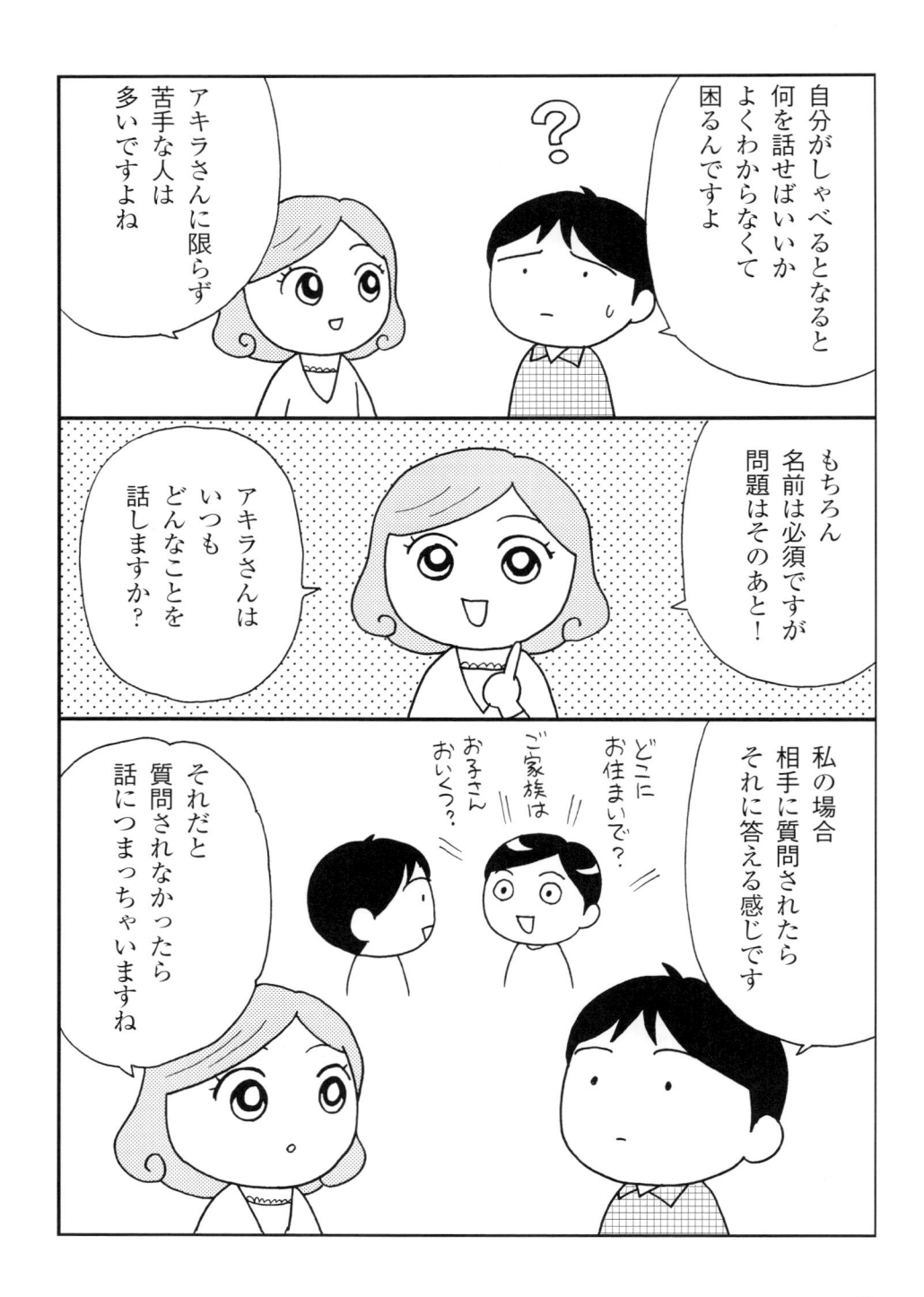

自分がしゃべるとなると何を話せばいいかよくわからなくて困るんですよ

アキラさんに限らず苦手な人は多いですよね

もちろん名前は必須ですが問題はそのあと！

アキラさんはいつもどんなことを話しますか？

私の場合相手に質問されたらそれに答える感じです

どこにお住まいで？
ご家族は
お子さんおいくつ？

それだと質問されなかったら話につまっちゃいますね

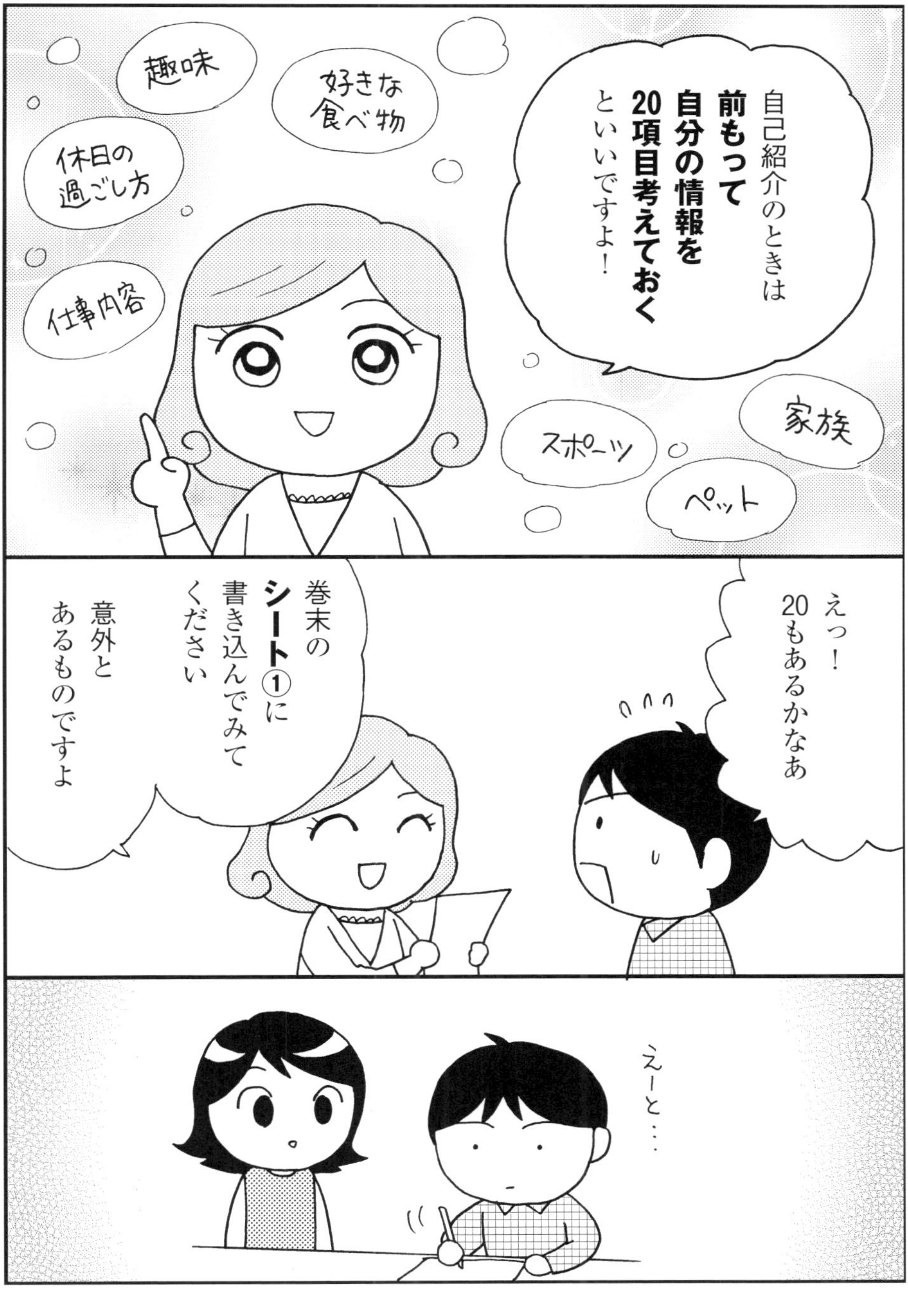
自己紹介のときは前もって自分の情報を20項目考えておくといいですよ！
好きな食べ物
趣味
休日の過ごし方
仕事内容
家族
スポーツ
ペット
えっ！20もあるかなあ
巻末のシート①に書き込んでみてください
意外とあるものですよ
えーと…

アキラさんの記入例

Lesson 2 自己紹介してみよう ▶15－26ページ　　　　[シート①]

● 自己紹介項目

※自己紹介は30秒を目安にしましょう。

1	名前	野波アキラ
2	年齢	48歳
3	出身地	東京都
4	ニックネーム	アキラさん
5	前職業（出身校）	マンガの編集者
6	仕事（学校名）	警備員
7	家族構成	妻と子ども2人
8	入学・入社・転職理由	友人に誘われ編集プロダクションに入った
9	今日の気分（体調）	よい
10	趣味	音楽鑑賞、映画鑑賞、読書
11	今、興味のあること	LINE（スマホのアプリ）
12	得意なこと（得意教科）	暗算
13	苦手なこと（苦手教科）	アドリブ
14	伝えておきたい自分の特徴	正直で素直
15	伝えておきたい苦手なこと	アバウトな指示を受けるのが苦手
16	尊敬する人	筒井康隆
17	休日の過ごし方	DVDを見る
18	好きな言葉（座右の銘や名言）	結果オーライ
19	行ってみたい場所	USJ
20	最近の嬉しい出来事	バレンタインにチョコをもらった

> 上で挙げた項目を書き込む

私は _____ 野波アキラ _____ といいます。

2	年齢	は	48歳	です。
3	出身地	は	東京都	です。
10	趣味	は	音楽鑑賞、映画鑑賞と読書	です。

> 選んだ項目の番号を書き込む

どうですか？

これなら書き込めばいいからラクですね！

例

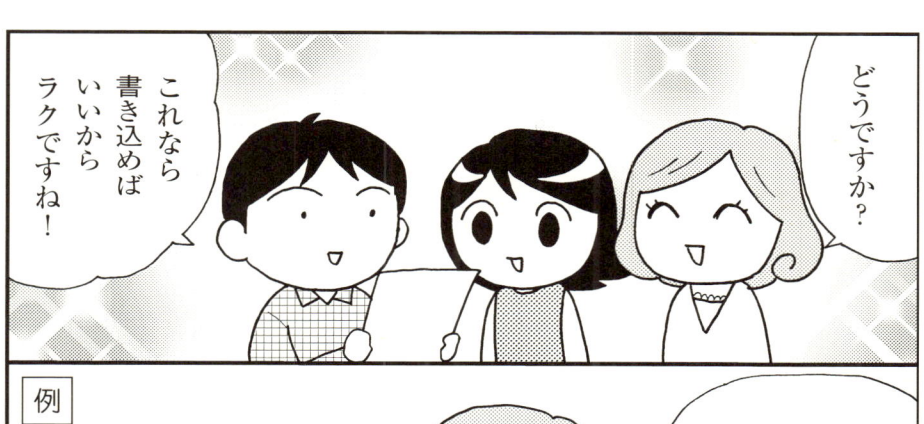

前ページのシートから 11 12 17を選んだ場合

LINEというアプリに興味があります(11)
暗算が得意で(12)
休日はDVDを見て過ごすことが多いです(17)

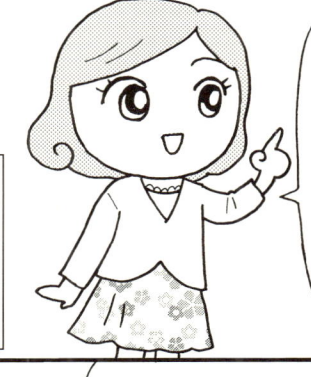

これらのなかから名前のほかに3項目を選んで自己紹介の文章を作っておきましょう

例

| 公的な場 上のほうから選ぶようにする | 年齢 出身地 前職など |

| 準公的な場 中間から選ぶ | 趣味 特技など |

| プライベート 下のほうから選んでもいい | やってみたいこと 最近の嬉しい出来事 など |

自己紹介する場の種類に応じて選ぶ項目を変える必要があります

これも前もって決めておけばあわてずにすみます

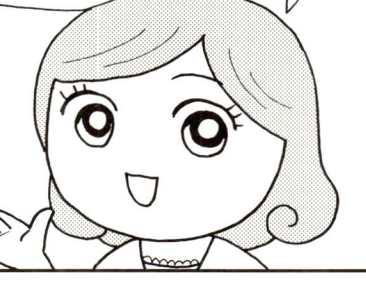

Lesson 2　自己紹介してみよう

なぜ3項目なんですか？

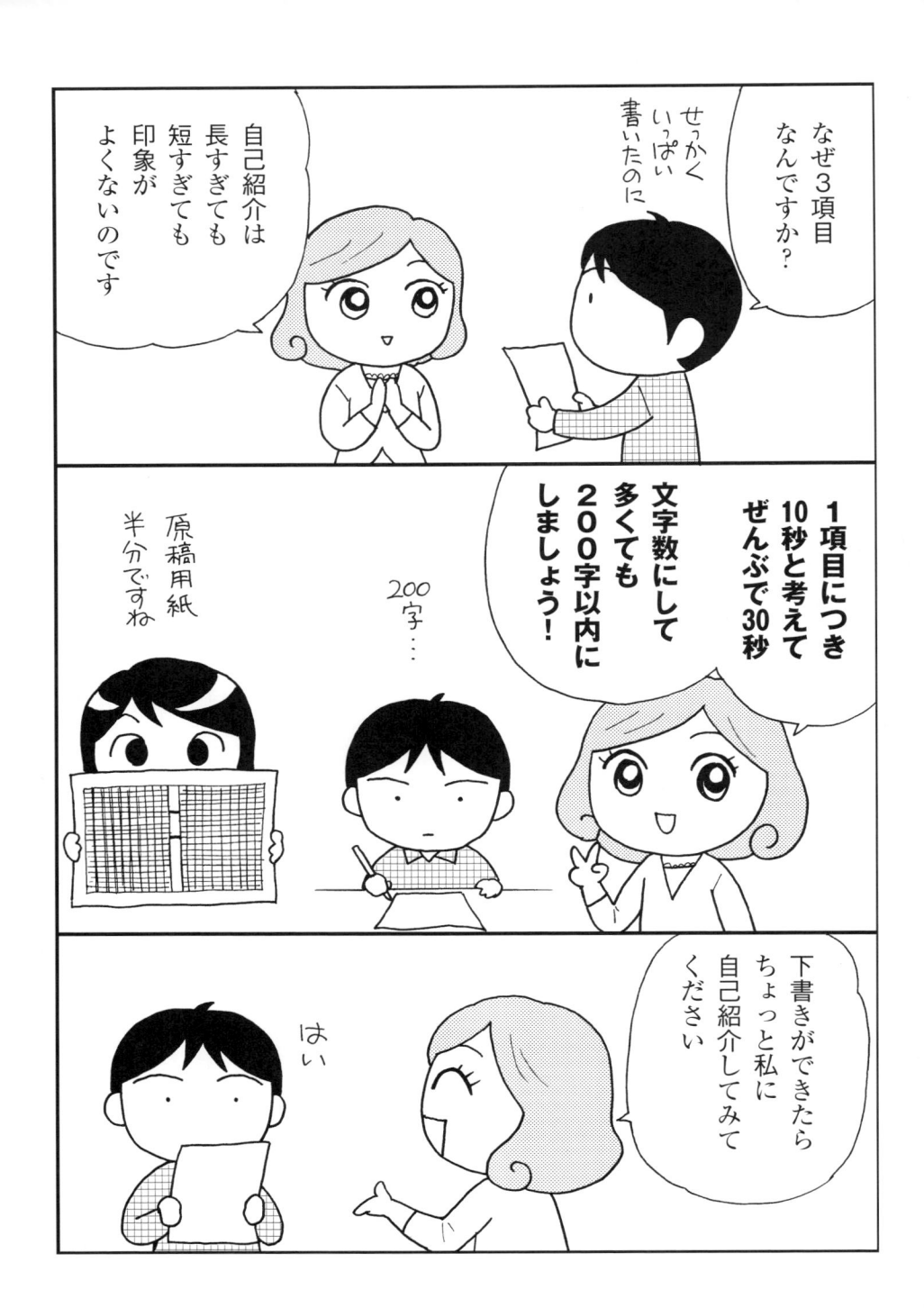

せっかくいっぱい書いたのに

自己紹介は長すぎても短すぎても印象がよくないのです

1項目につき10秒と考えてぜんぶで30秒 文字数にして多くても200字以内にしましょう！

200字…

原稿用紙半分ですね

下書きができたらちょっと私に自己紹介してみてください

はい

22

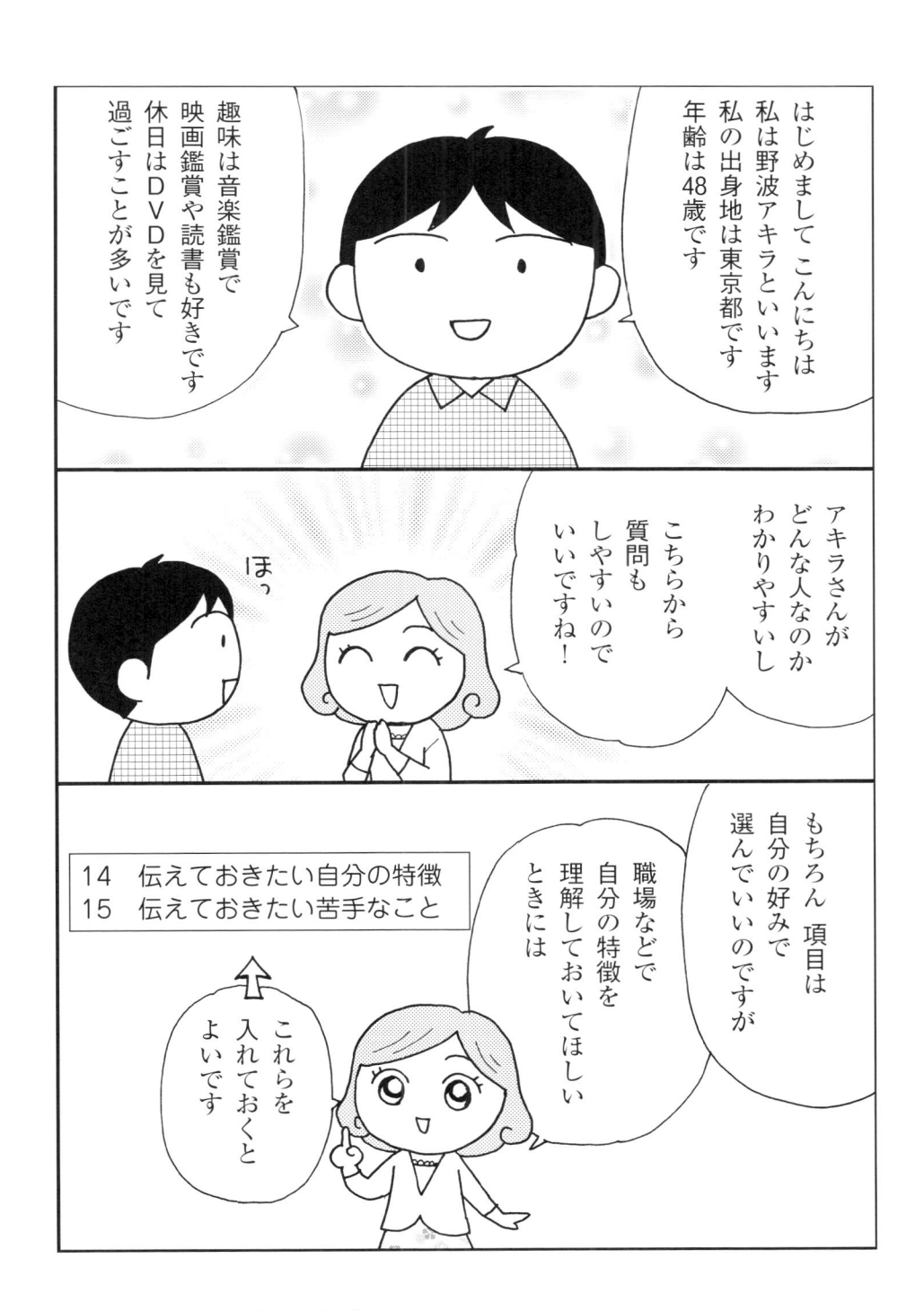

はじめましてこんにちは
私は野波アキラといいます
私の出身地は東京都です
年齢は48歳です

趣味は音楽鑑賞で
映画鑑賞や読書も好きです
休日はDVDを見て
過ごすことが多いです

アキラさんが
どんな人なのか
わかりやすいし
こちらから
質問も
しやすいので
いいですね！

ほっ

もちろん 項目は
自分の好みで
選んでいいのですが
職場などで
自分の特徴を
理解しておいてほしい
ときには

| 14 | 伝えておきたい自分の特徴 |
| 15 | 伝えておきたい苦手なこと |

これらを
入れておくと
よいです

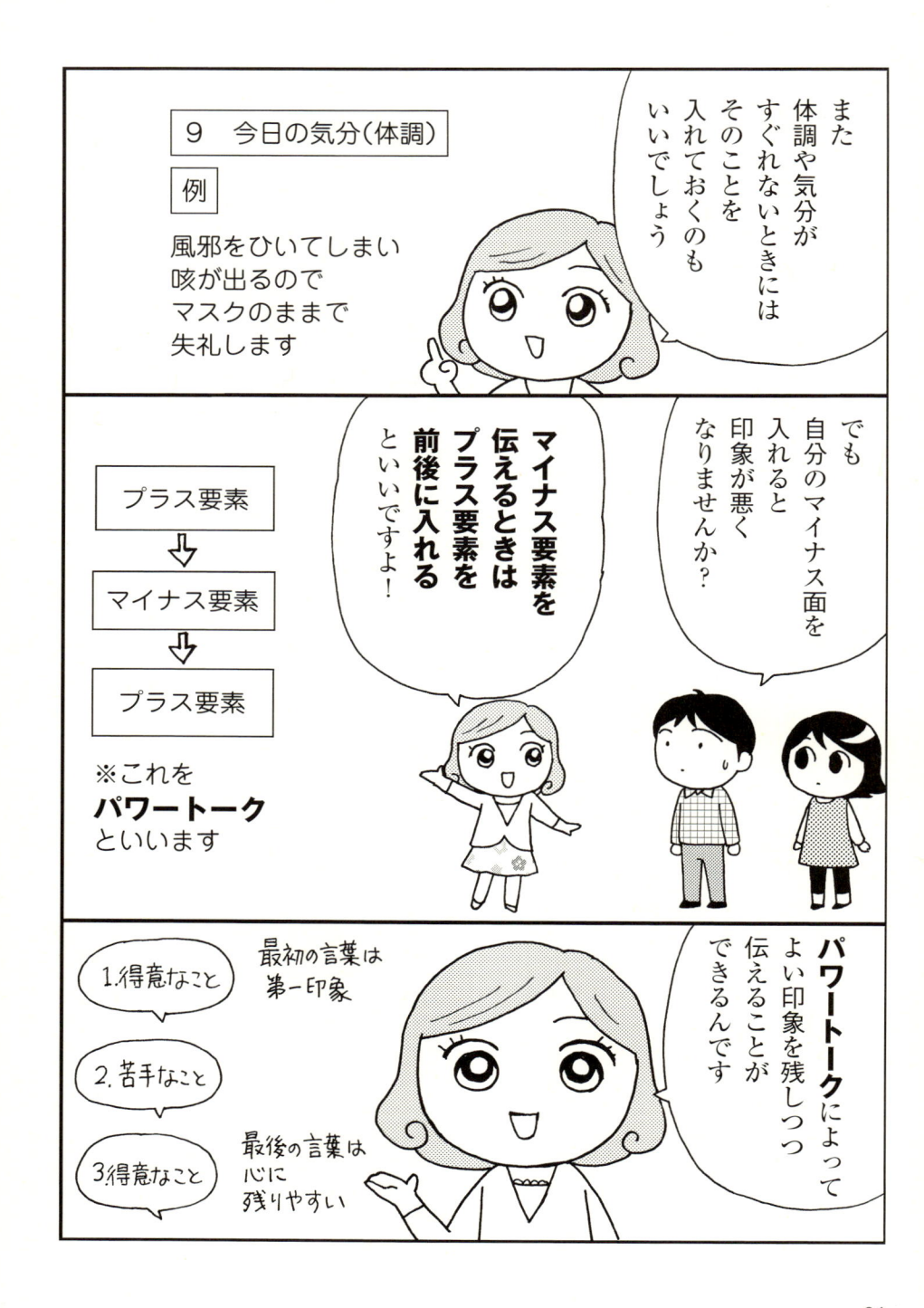

9　今日の気分（体調）

例
風邪をひいてしまい
咳が出るので
マスクのままで
失礼します

また体調や気分がすぐれないときにはそのことを入れておくのもいいでしょう

でも自分のマイナス面を入れると印象が悪くなりませんか？

マイナス要素を伝えるときはプラス要素を前後に入れるといいですよ！

```
┌─────────────┐
│ プラス要素  │
└─────────────┘
      ⇩
┌─────────────┐
│ マイナス要素│
└─────────────┘
      ⇩
┌─────────────┐
│ プラス要素  │
└─────────────┘
```

※これを**パワートーク**といいます

パワートークによってよい印象を残しつつ伝えることができるんです

- 1. 得意なこと　　最初の言葉は第一印象
- 2. 苦手なこと
- 3. 得意なこと　　最後の言葉は心に残りやすい

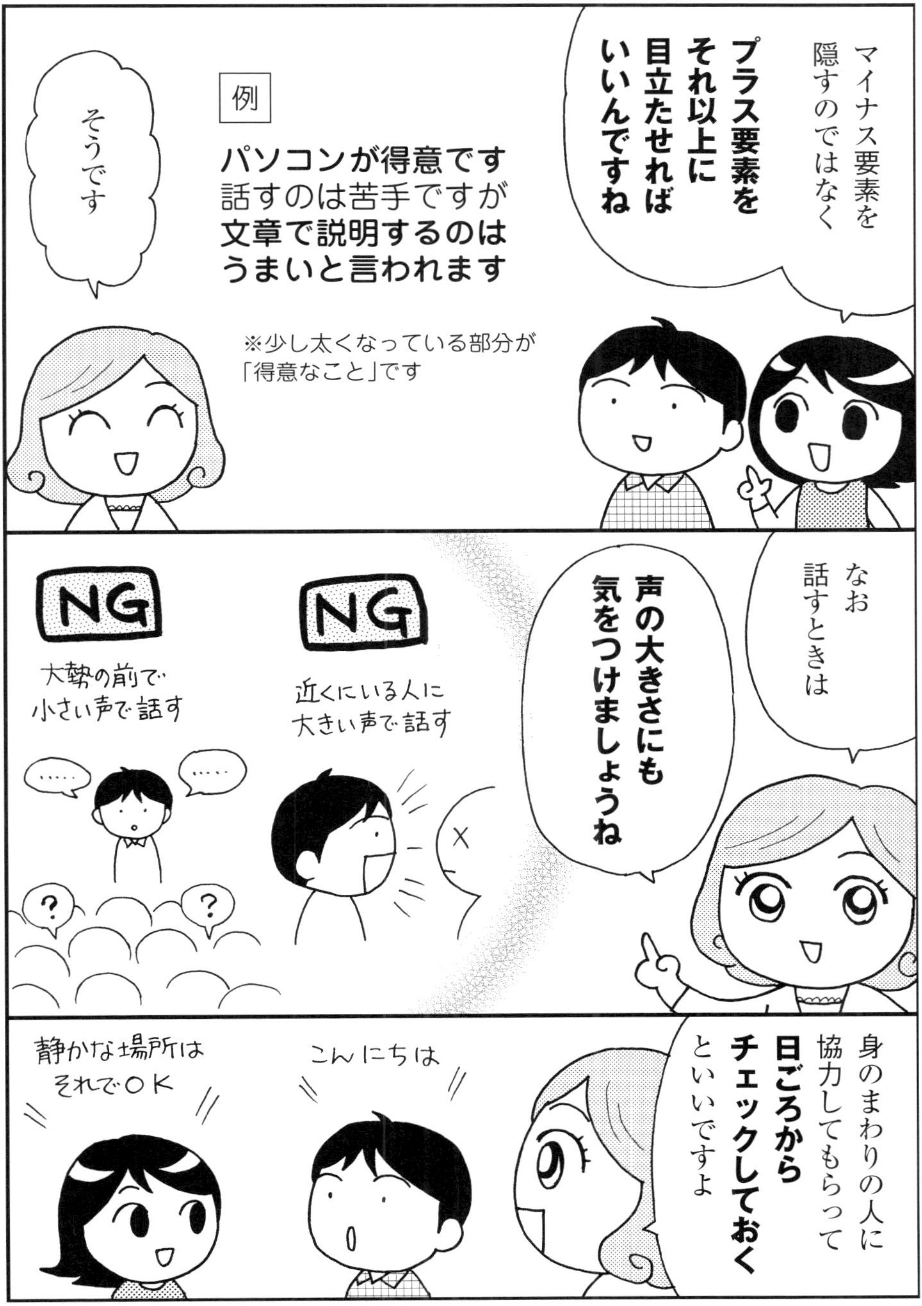
マイナス要素を
隠すのではなく
プラス要素を
それ以上に
目立たせれば
いいんですね
例
パソコンが得意です
話すのは苦手ですが
文章で説明するのは
うまいと言われます
※少し太くなっている部分が
「得意なこと」です
そうです
なお
話すときは
声の大きさにも
気をつけましょうね
NG
近くにいる人に
大きい声で話す
NG
大勢の前で
小さい声で話す
……
……
?
?
身のまわりの人に
協力してもらって
日ごろから
チェックしておく
といいですよ
こんにちは
静かな場所は
それでOK

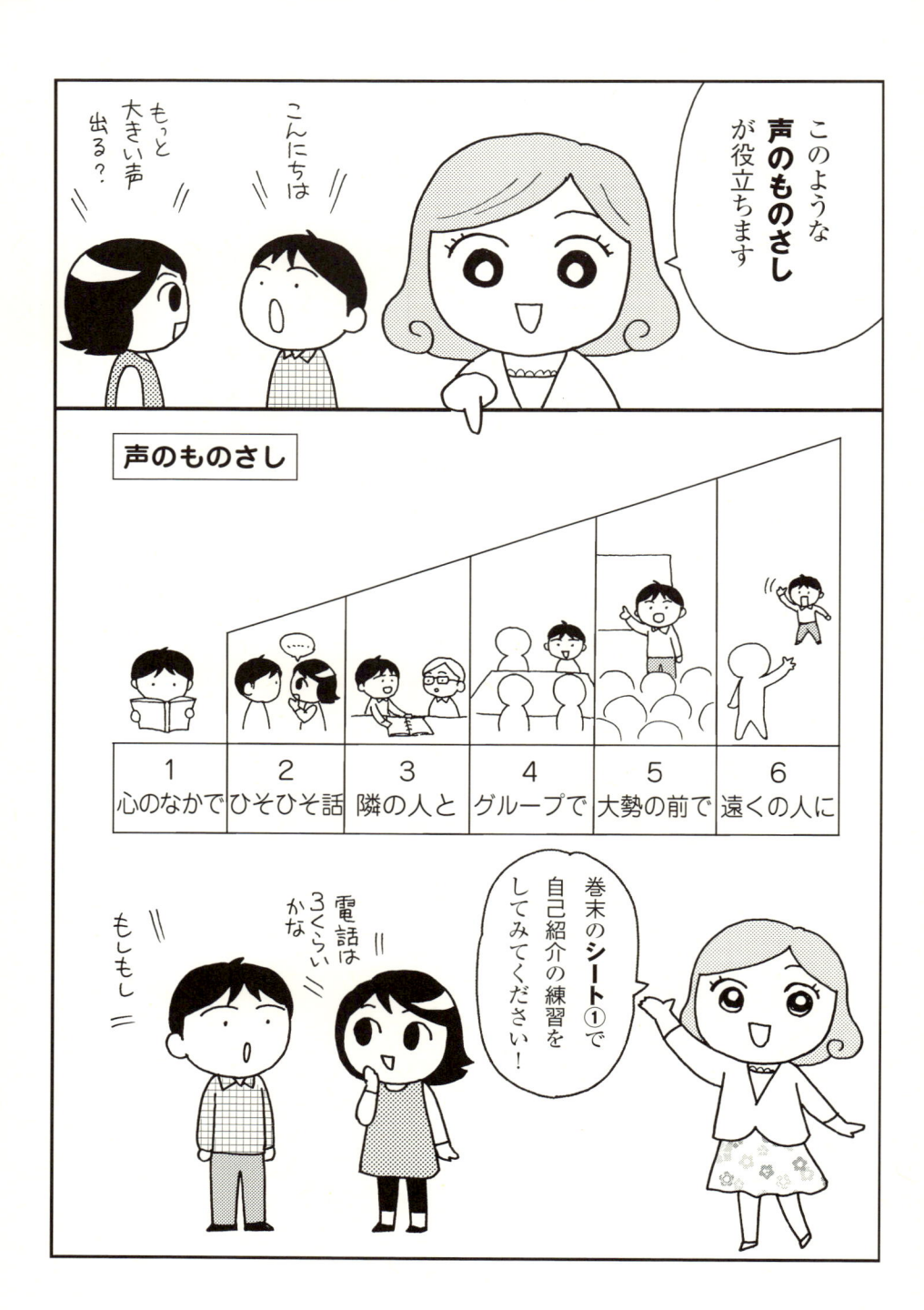

このような **声のものさし** が役立ちます

こんにちは

もっと大きい声出る?

声のものさし

1	2	3	4	5	6
心のなかで	ひそひそ話	隣の人と	グループで	大勢の前で	遠くの人に

巻末の**シート①**で自己紹介の練習をしてみてください!

電話は3くらいかな

もしもし

Lesson 3
相手の話を聞く

このレッスンのポイント

・相手を不快にさせないために、あなたはどうすればよいでしょうか。

・聞き方のコツにはどのようなものがあるでしょうか。

・自分にもできそうなコツを、できるだけ多く見つけてみましょう。

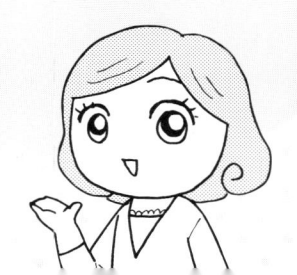

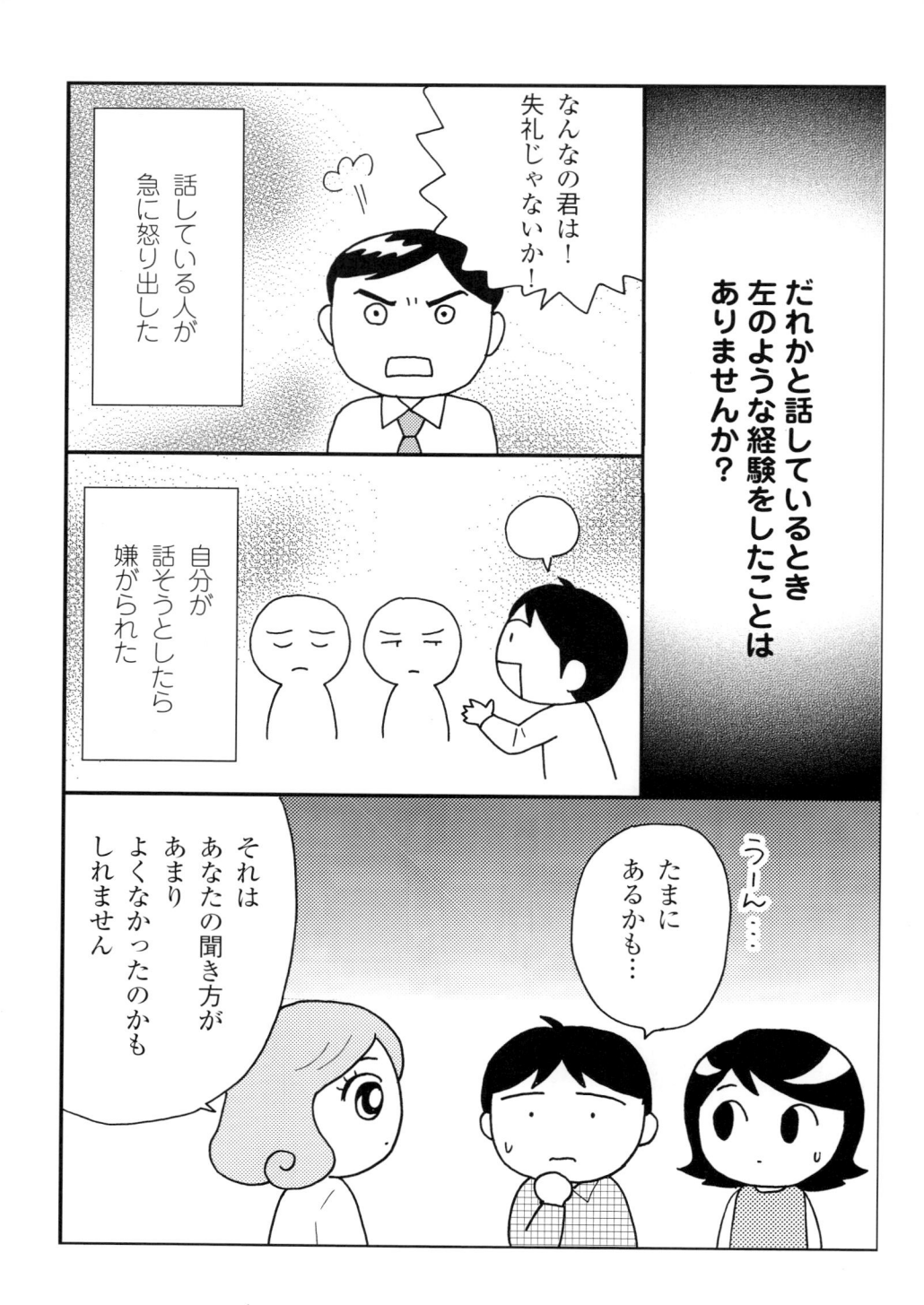

だれかと話しているとき左のような経験をしたことはありませんか？

なんなの君は！失礼じゃないか！

話している人が急に怒り出した

自分が話そうとしたら嫌がられた

うーん…たまにあるかも…

それはあなたの聞き方があまりよくなかったのかもしれません

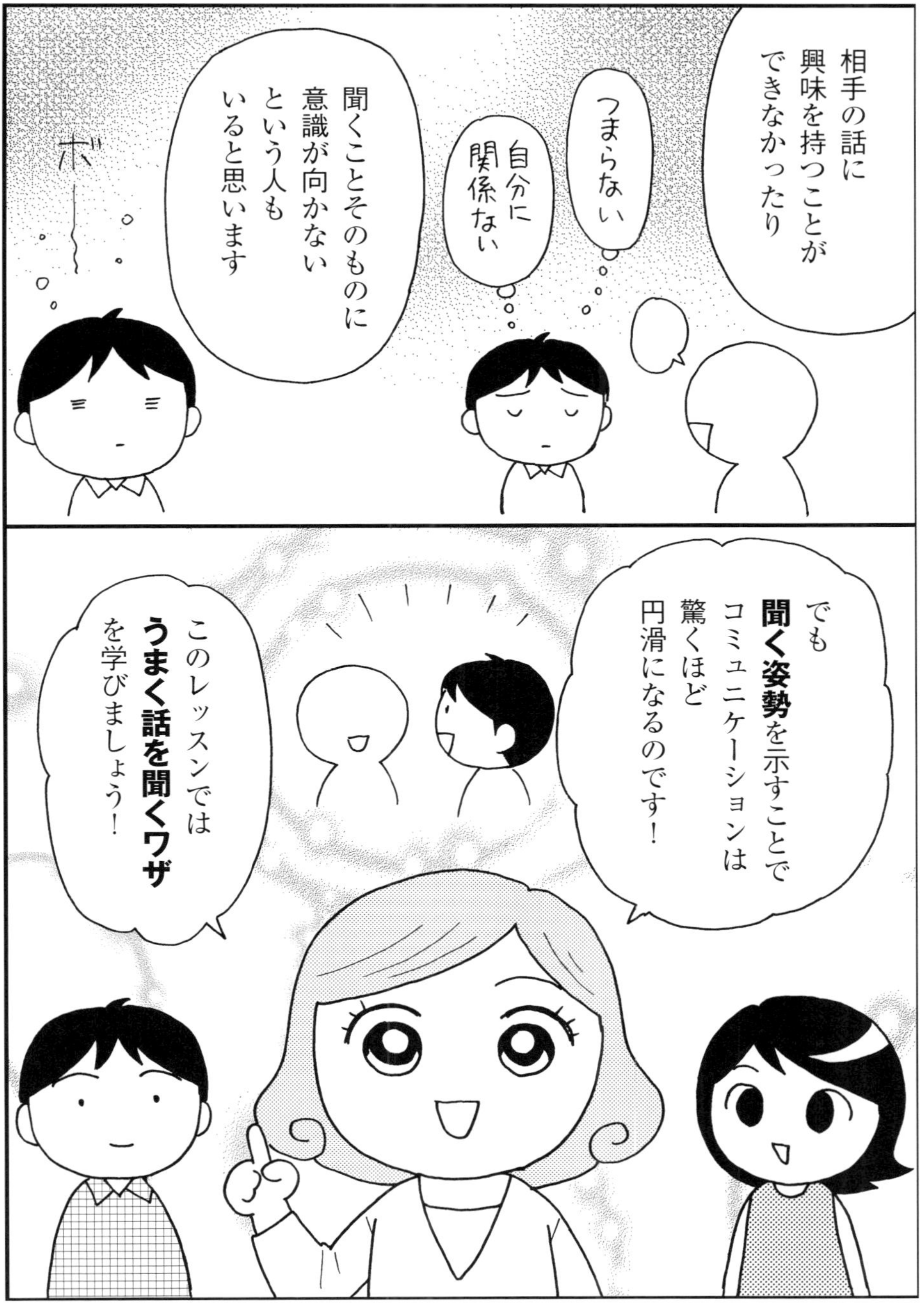
相手の話に興味を持つことができなかったり
つまらない
自分に関係ない
聞くことそのものに意識が向かないという人もいると思います
ボ〜〜
でも**聞く姿勢**を示すことでコミュニケーションは驚くほど円滑になるのです！
このレッスンでは**うまく話を聞くワザ**を学びましょう！

悪い聞き方

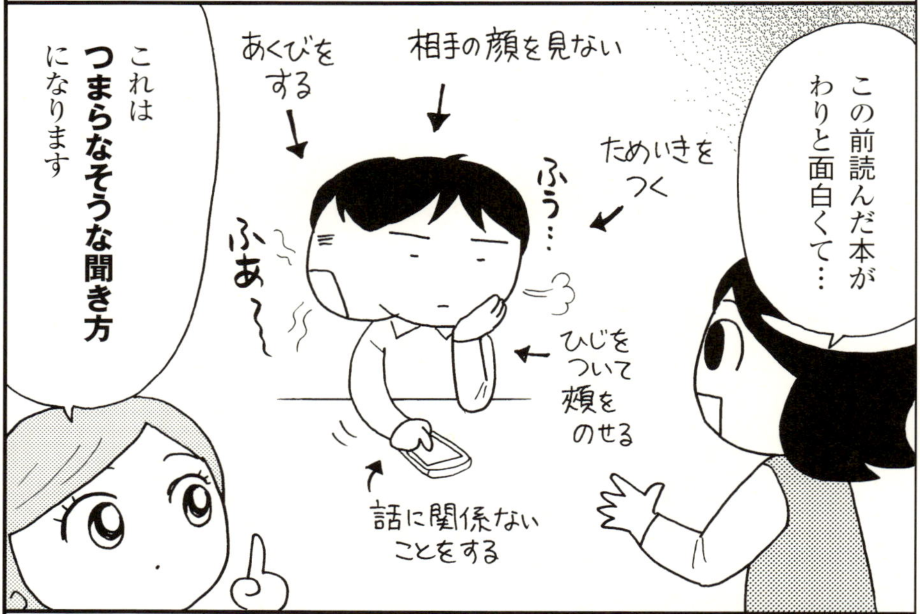
この前読んだ本がわりと面白くて…
相手の顔を見ない
ためいきをつく
ふう…
あくびをする
ふあ〜
ひじをついて頬をのせる
話に関係ないことをする
これはつまらなそうな聞き方になります

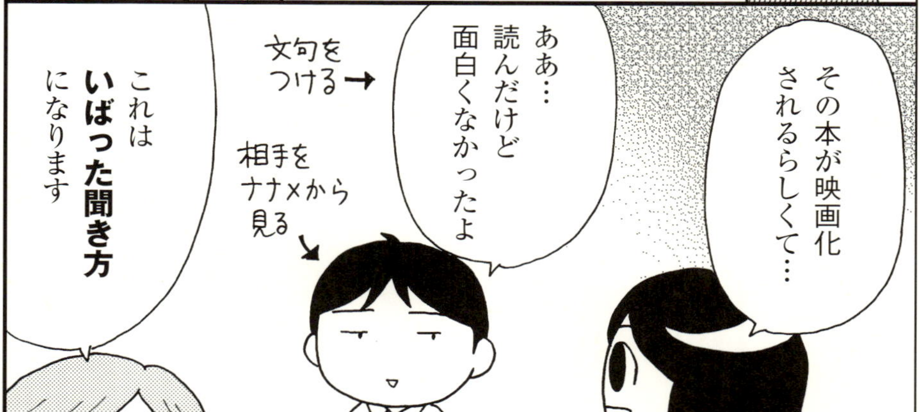
その本が映画化されるらしくて…
ああ…読んだけど面白くなかったよ
文句をつける
相手をナナメから見る
これはいばった聞き方になります

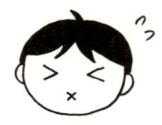

このような聞き方だと――

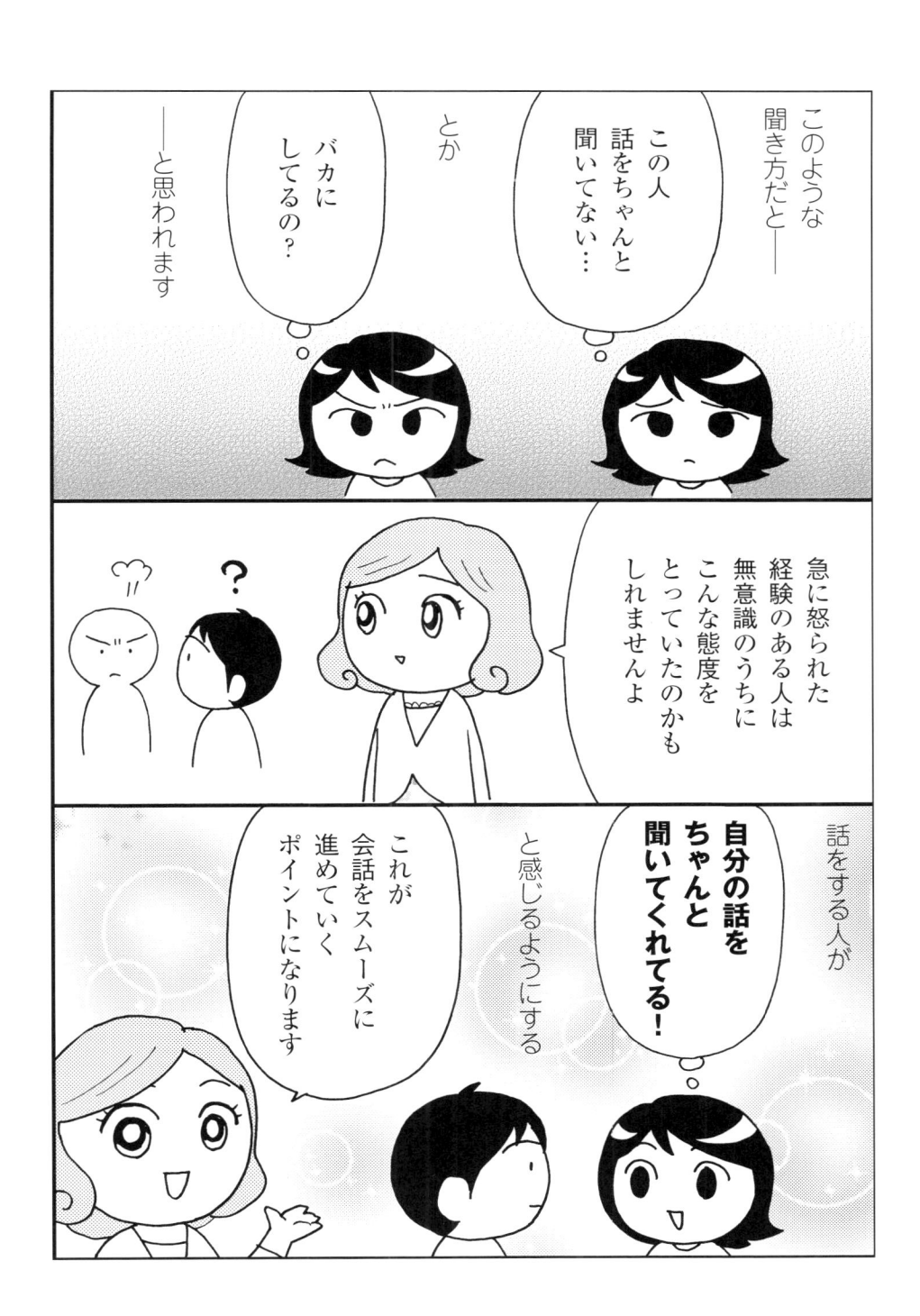

この人話をちゃんと聞いてない…

とか

バカにしてるの？

――と思われます

急に怒られた経験のある人は無意識のうちにこんな態度をとっていたのかもしれませんよ

話をする人が

自分の話をちゃんと聞いてくれてる！

と感じるようにする

これが会話をスムーズに進めていくポイントになります

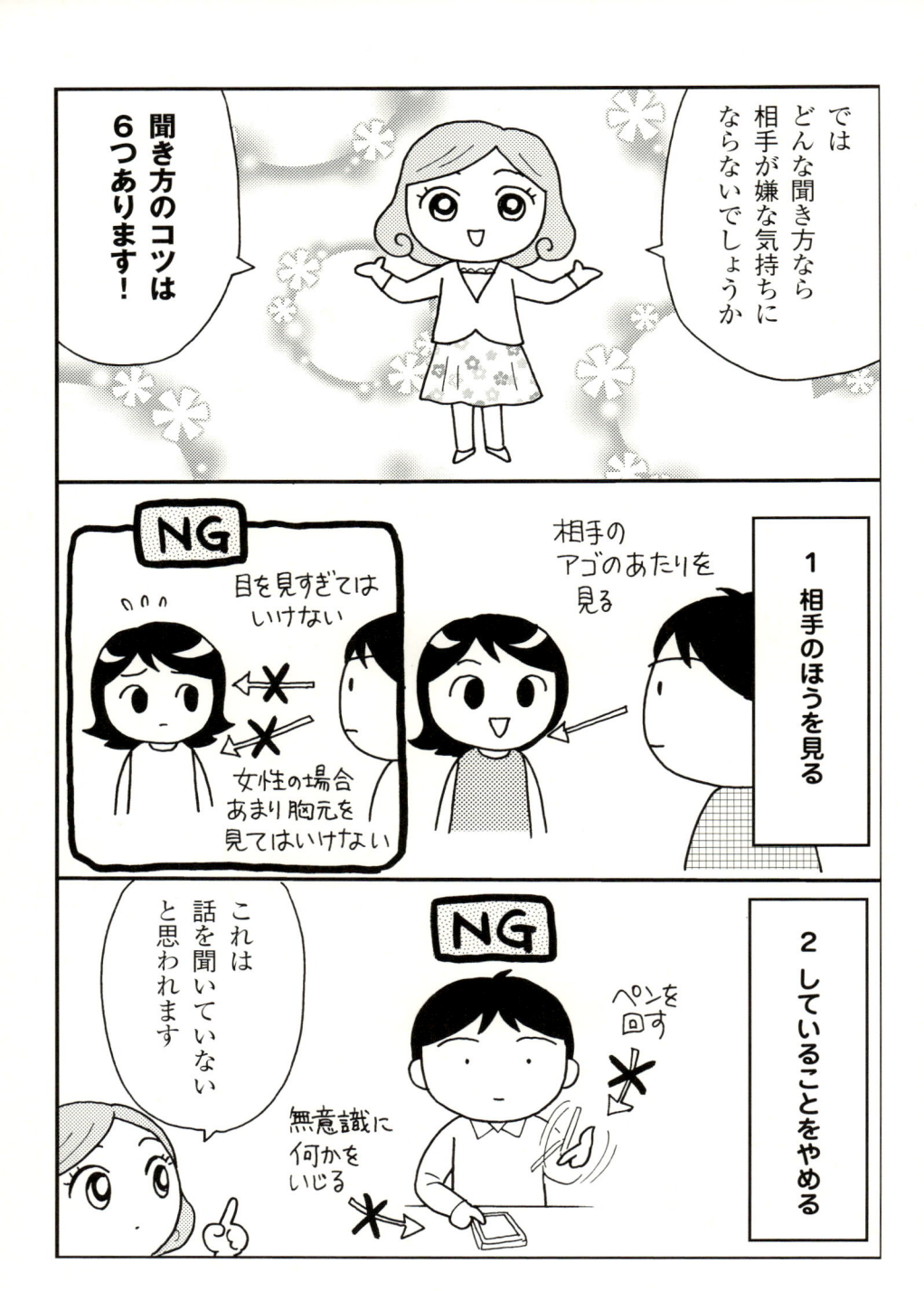

ではどんな聞き方なら相手が嫌な気持ちにならないでしょうか

聞き方のコツは6つあります！

1 相手のほうを見る

相手のアゴのあたりを見る

NG
目を見すぎてはいけない
女性の場合あまり胸元を見てはいけない

2 していることをやめる

NG
ペンを回す
無意識に何かをいじる

これは話を聞いていないと思われます

3 自分の話をやめる

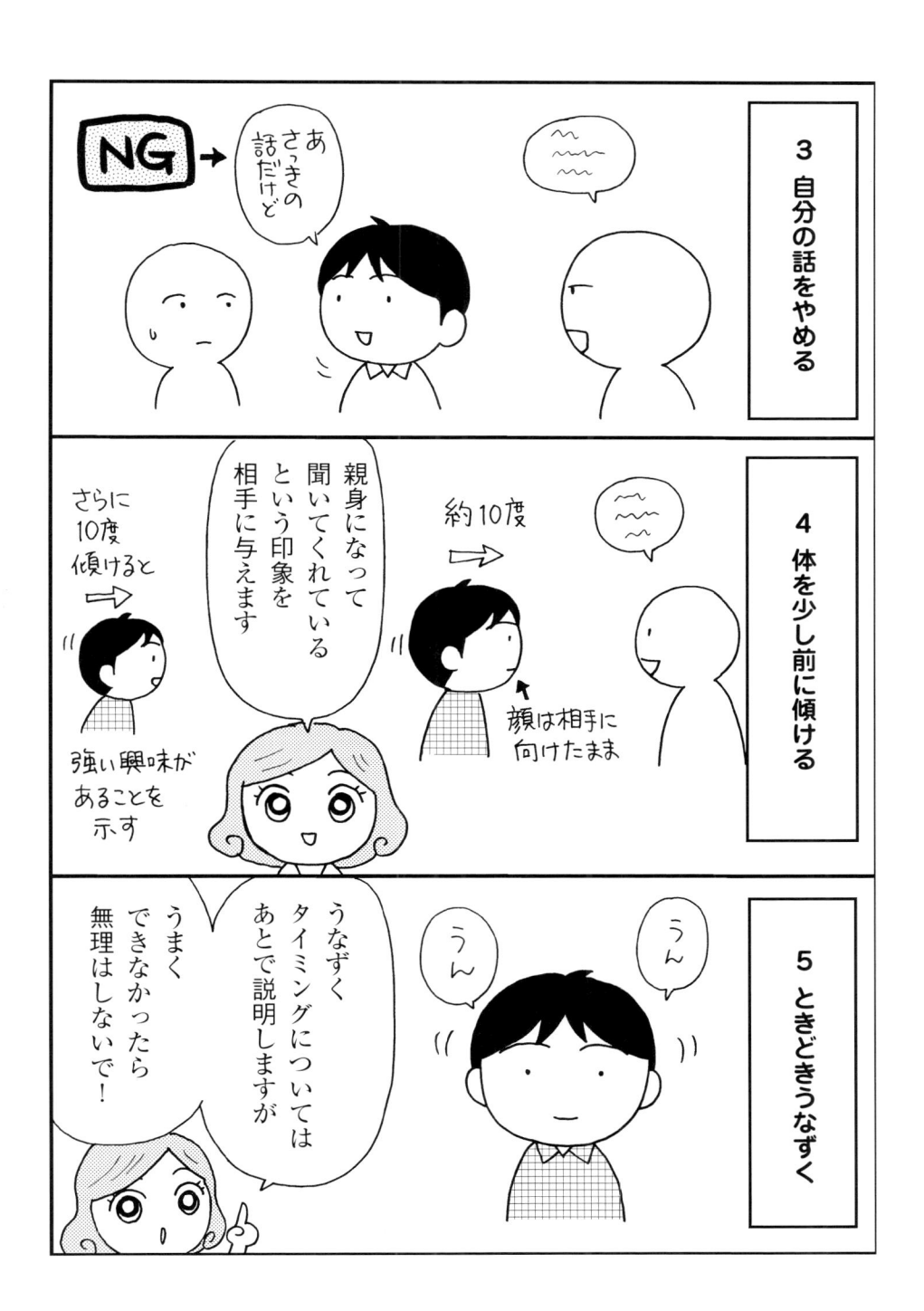

NG → あ、さっきの話だけど

4 体を少し前に傾ける

約10度

顔は相手に向けたまま

親身になって聞いてくれているという印象を相手に与えます

さらに10度傾けると

強い興味があることを示す

5 ときどきうなずく

うん　うん

うなずくタイミングについてはあとで説明しますが、うまくできなかったら無理はしないで！

6 最後まで聞く

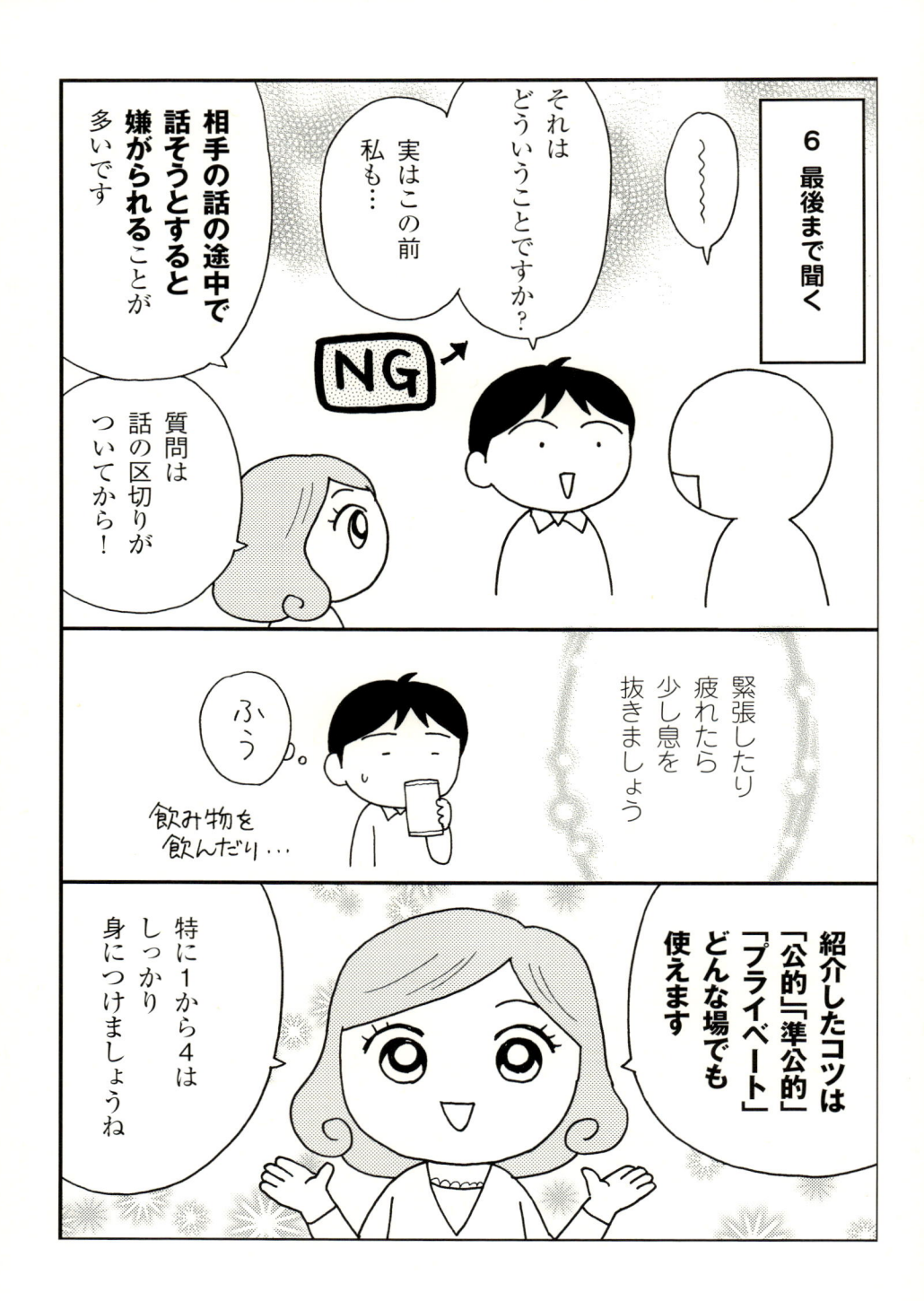

それはどういうことですか？

実はこの前私も…

NG

相手の話の途中で話そうとすると嫌がられることが多いです

質問は話の区切りがついてから！

緊張したり疲れたら少し息を抜きましょう

ふぅ。

飲み物を飲んだり…

紹介したコツは「公的」「準公的」「プライベート」どんな場でも使えます

特に1から4はしっかり身につけましょうね

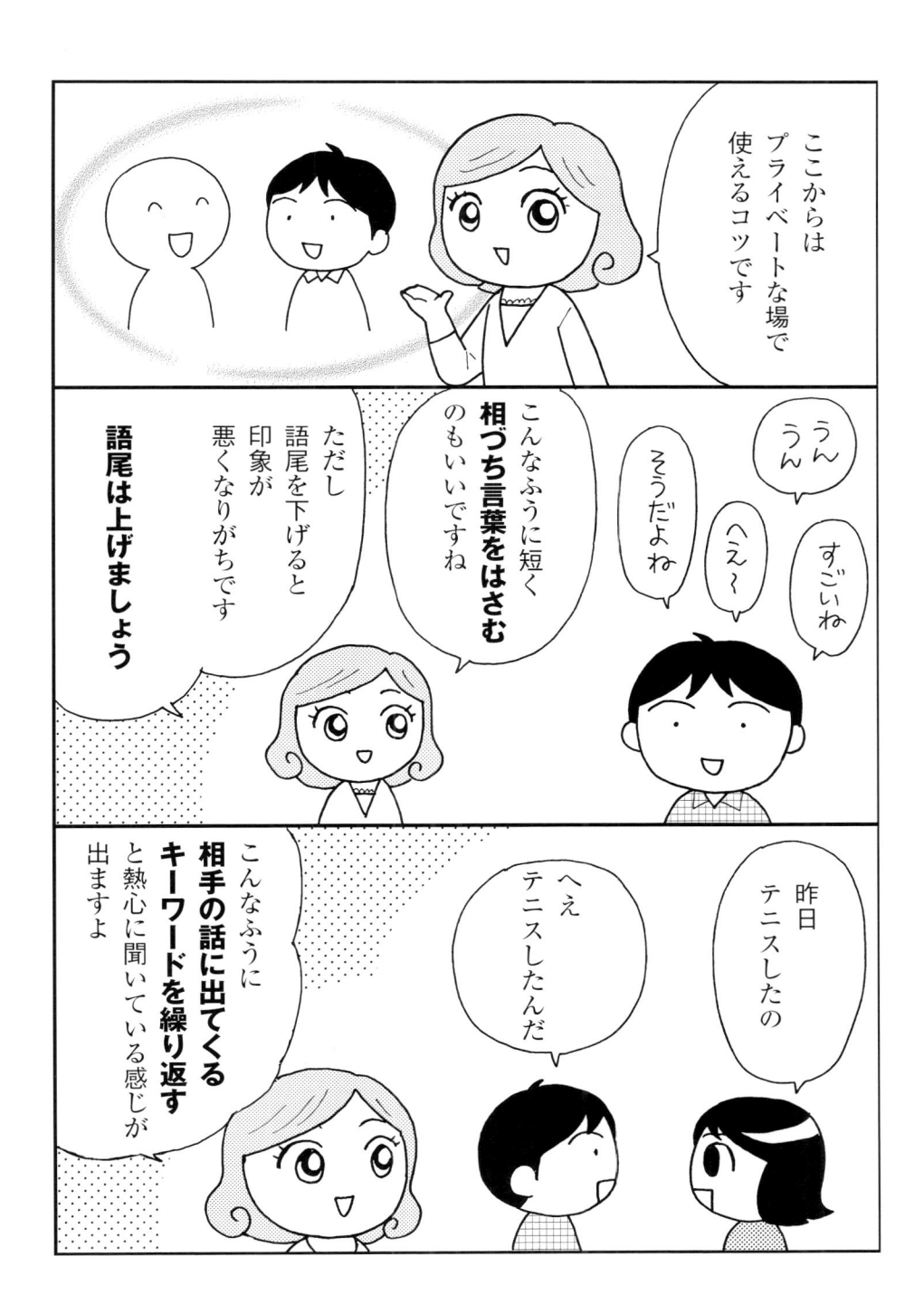

ここからはプライベートな場で使えるコツです

こんなふうに短く**相づち言葉をはさむ**のもいいですね

うんうん
すごいね
へぇ～
そうだよね

ただし語尾を下げると印象が悪くなりがちです

語尾は上げましょう

昨日テニスしたの

へえ　テニスしたんだ

こんなふうに**相手の話に出てくるキーワードを繰り返す**と熱心に聞いている感じが出ますよ

Lesson 3　相手の話を聞く

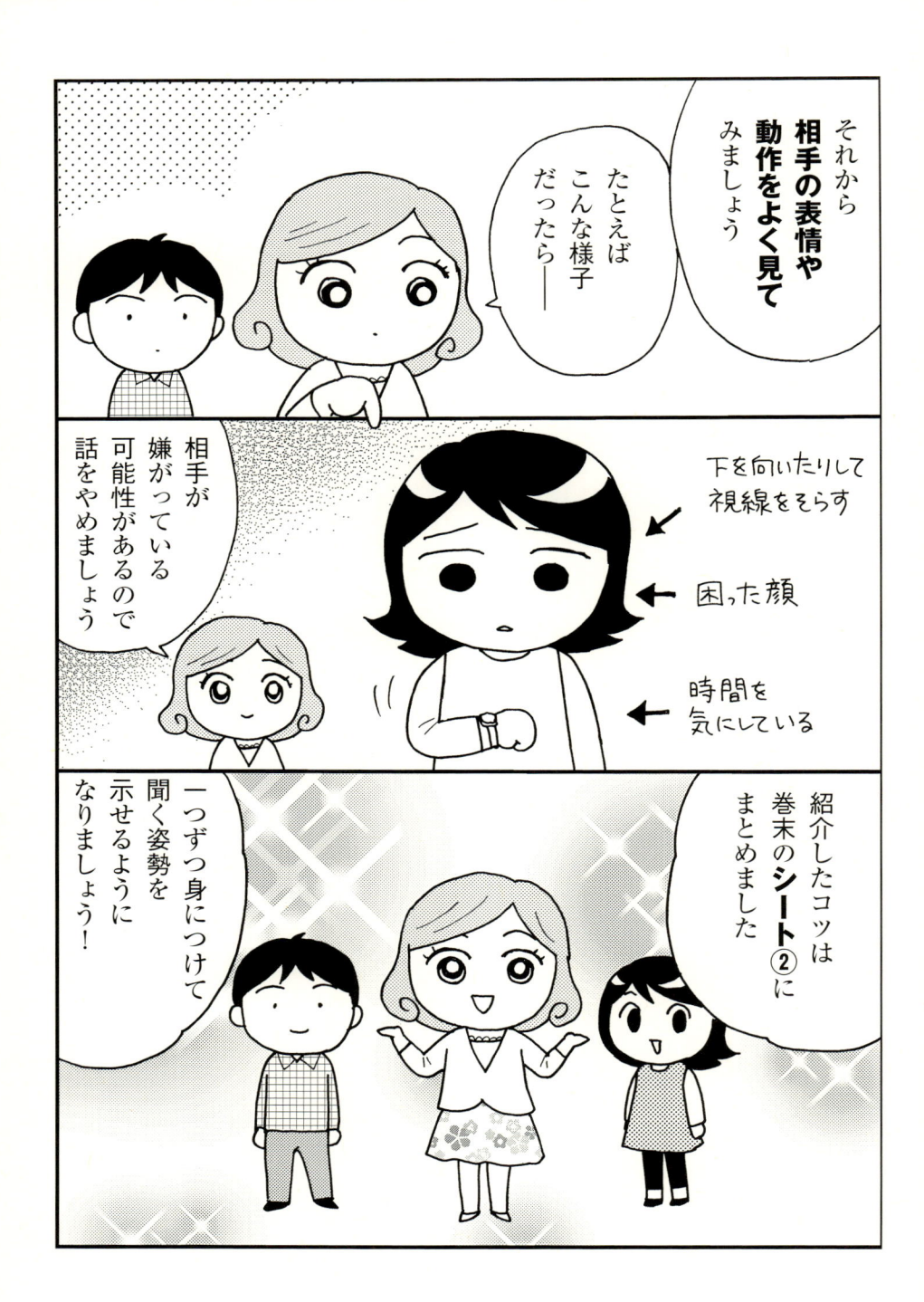

それから**相手の表情や動作をよく見て**みましょう

たとえばこんな様子だったら——

下を向いたりして視線をそらす

困った顔

時間を気にしている

相手が嫌がっている可能性があるので話をやめましょう

紹介したコツは巻末の**シート②**にまとめました

一つずつ身につけて聞く姿勢を示せるようになりましょう！

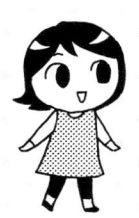

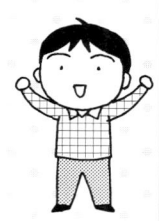

Practice
ロールプレイをしてみよう

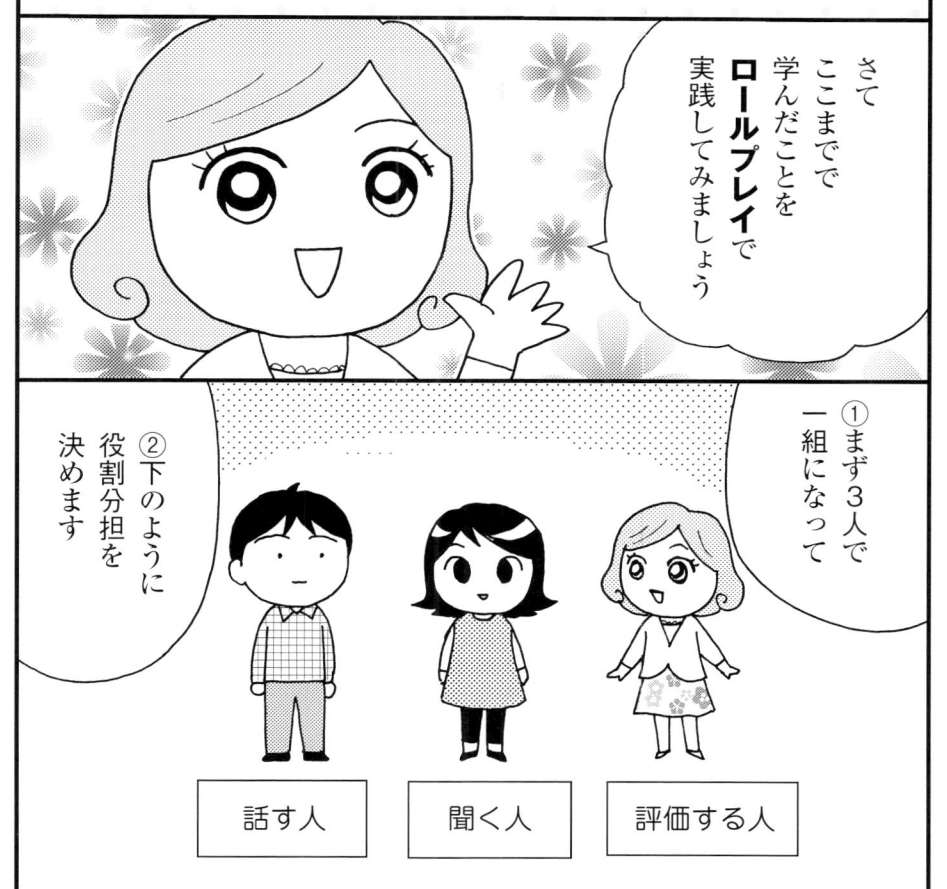

さてここまでで学んだことを**ロールプレイ**で実践してみましょう

① まず3人で一組になって

② 下のように役割分担を決めます

| 話す人 | 聞く人 | 評価する人 |

③「話す人」が自己紹介します

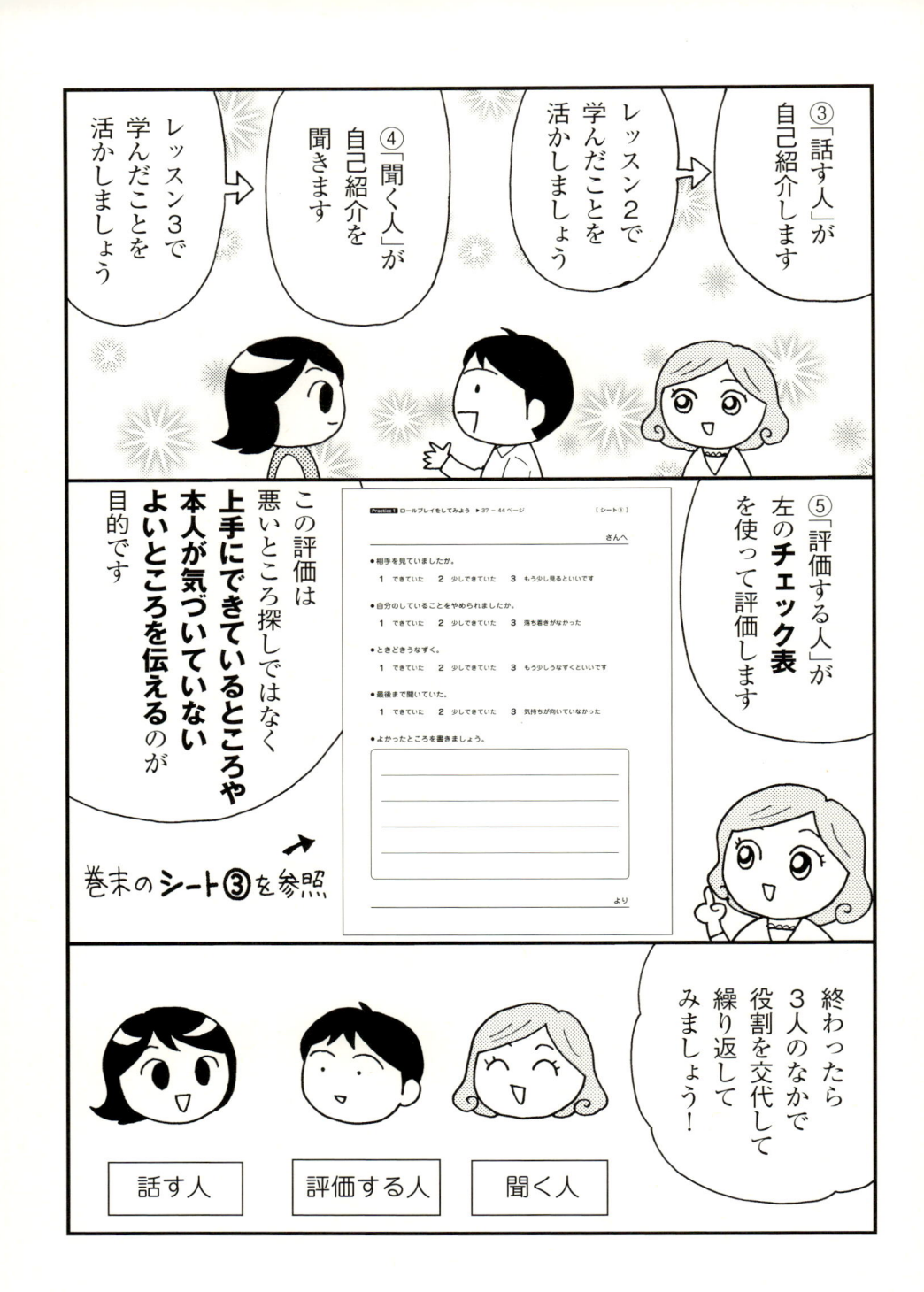

レッスン2で学んだことを活かしましょう

④「聞く人」が自己紹介を聞きます

レッスン3で学んだことを活かしましょう

⑤「評価する人」が左の**チェック表**を使って評価します

この評価は悪いところ探しではなく**上手にできているところや本人が気づいていないよいところを伝える**のが目的です

巻末のシート③を参照

終わったら3人のなかで役割を交代して繰り返してみましょう！

話す人　評価する人　聞く人

記入例

Practice ロールプレイをしてみよう ▶37 − 44 ページ　　　［ シート③ ］

__野波ツナ__　　さんへ

● 相手を見ていましたか。

　(1) できていた　　2 少しできていた　　3 もう少し見るといいです

● 自分のしていることをやめられましたか。

　(1) できていた　　2 少しできていた　　3 落ち着きがなかった

● ときどきうなずくことができていましたか。

　1 できていた　　(2) 少しできていた　　3 もう少しうなずくといいです

● 最後まで聞いていましたか。

　(1) できていた　　2 少しできていた　　3 気持ちが向いていなかった

● よかったところを書きましょう。

> 少し体を傾けることで、うまく聞く姿勢を示せていました。
>
> 笑顔で話を聞けていたのがよかったです。
>
> 「へぇ〜」の語尾をちゃんと上げていました。

__柳下記子__　　より

39　Practice　ロールプレイをしてみよう

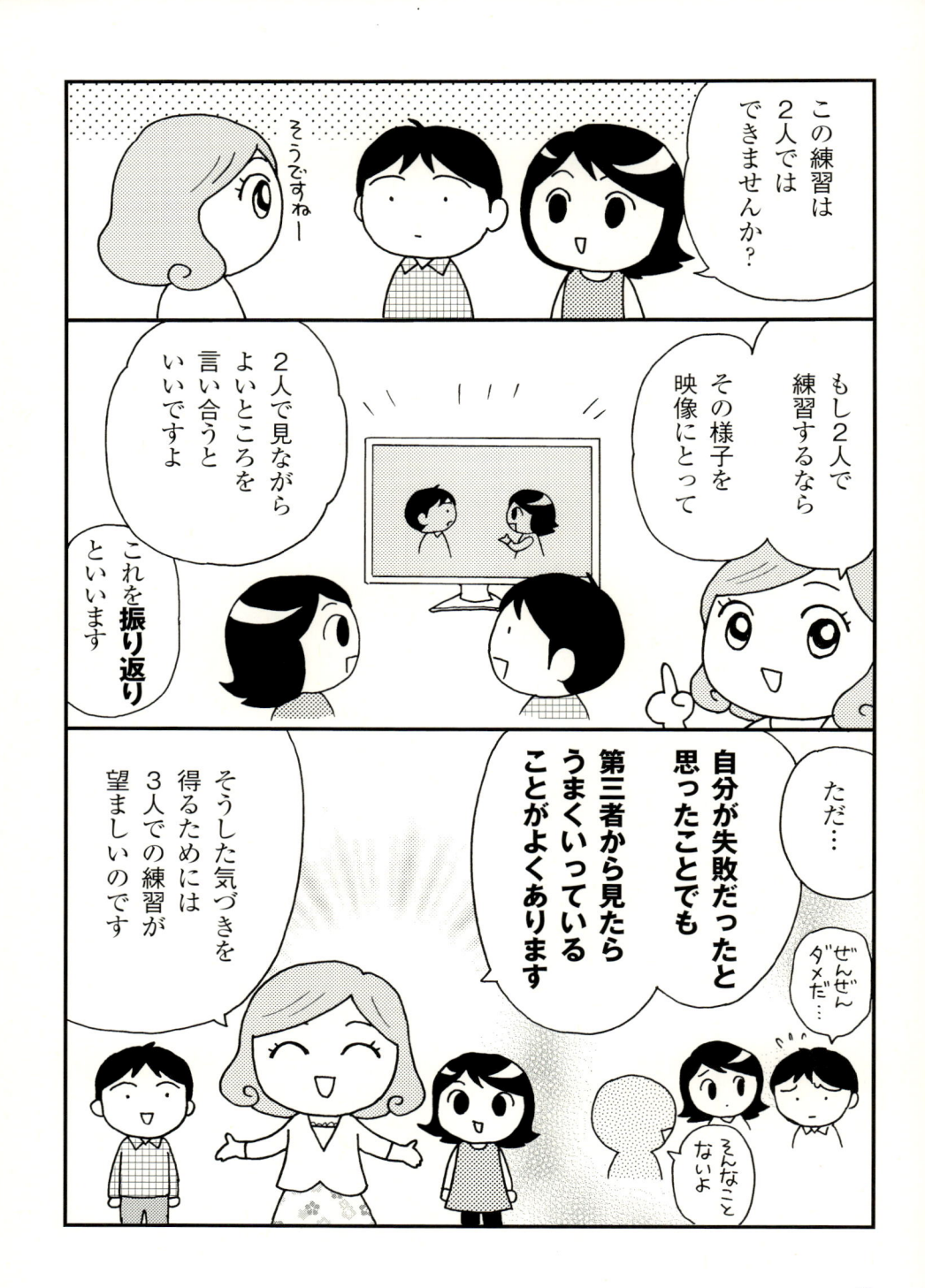

この練習は2人ではできませんか？

そうですねー

もし2人で練習するなら その様子を映像にとって 2人で見ながらよいところを言い合うといいですよ

これを**振り返り**といいます

ただ… ぜんぜんダメだ… そんなことないよ

自分が失敗だったと思ったことでも第三者から見たらうまくいっていることがよくあります

そうした気づきを得るには3人での練習が望ましいのです

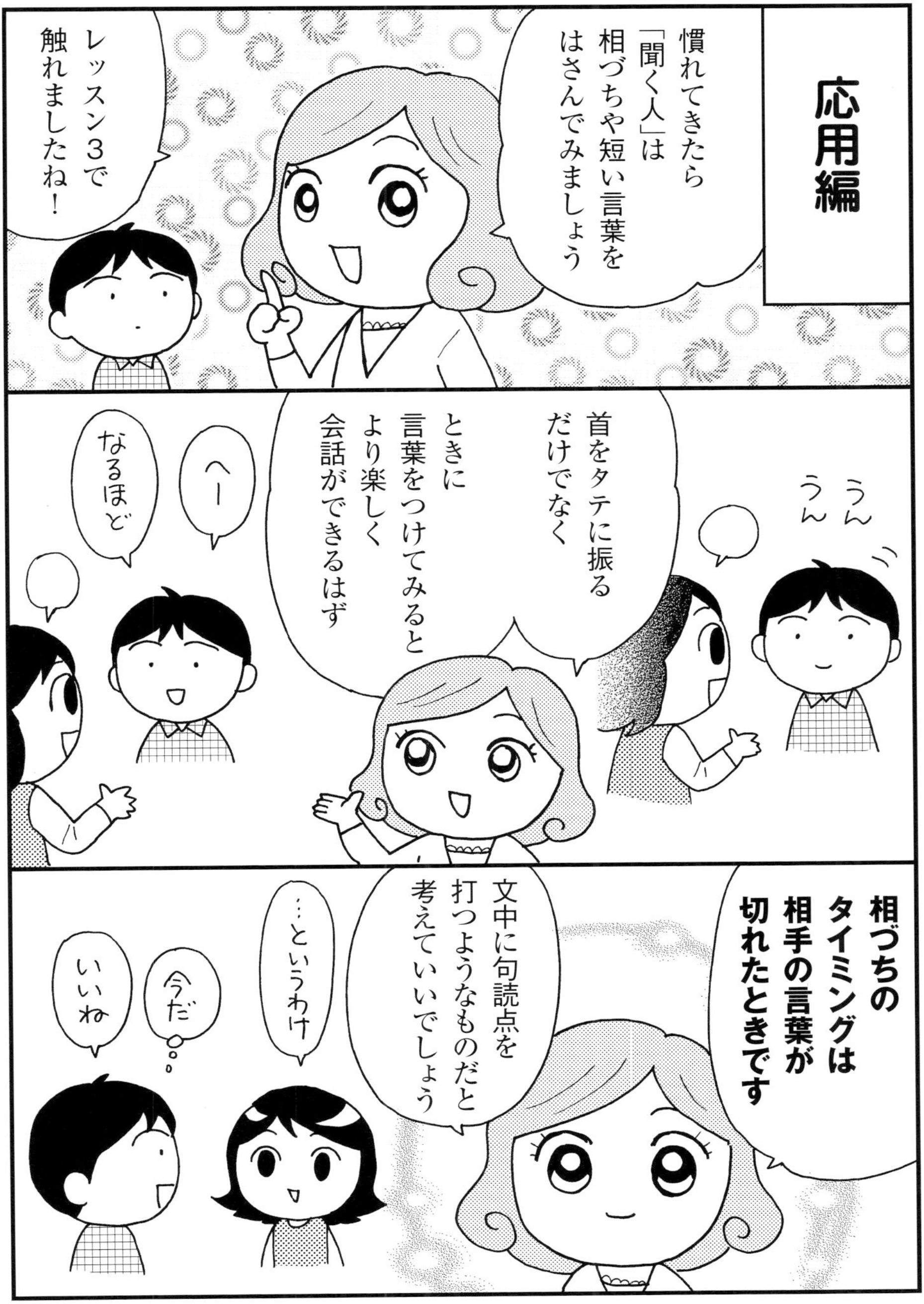
応用編
慣れてきたら「聞く人」は相づちや短い言葉をはさんでみましょう
レッスン3で触れましたね！
うん うん
首をタテに振るだけでなくときに言葉をつけてみるとより楽しく会話ができるはず
へー
なるほど
相づちのタイミングは相手の言葉が切れたときです
文中に句読点を打つようなものだと考えていいでしょう
…というわけ
今だ
いいね

相づち言葉の例

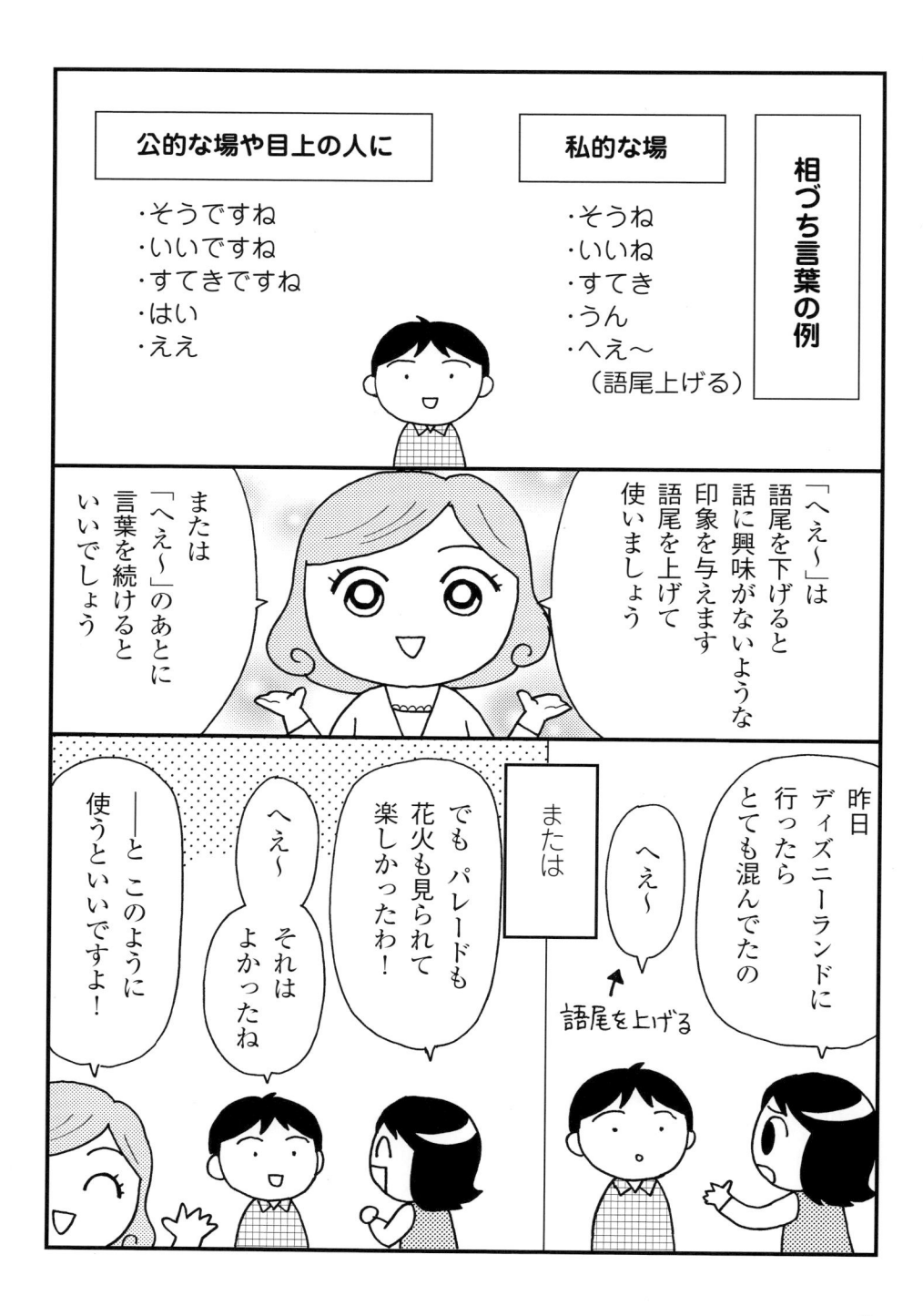

公的な場や目上の人に
- そうですね
- いいですね
- すてきですね
- はい
- ええ

私的な場
- そうね
- いいね
- すてき
- うん
- へえ～
（語尾上げる）

「へえ～」は語尾を下げると話に興味がないような印象を与えます。語尾を上げて使いましょう

または「へえ～」のあとに言葉を続けるといいでしょう

昨日ディズニーランドに行ったらとても混んでたの

へえ～
↑語尾を上げる

または

でもパレードも花火も見られて楽しかったわ！

へえ～　それはよかったね

——とこのように使うといいですよ！

相づちの練習

● 吹き出しの中に入る言葉を考えてみましょう。

1．会社での会話

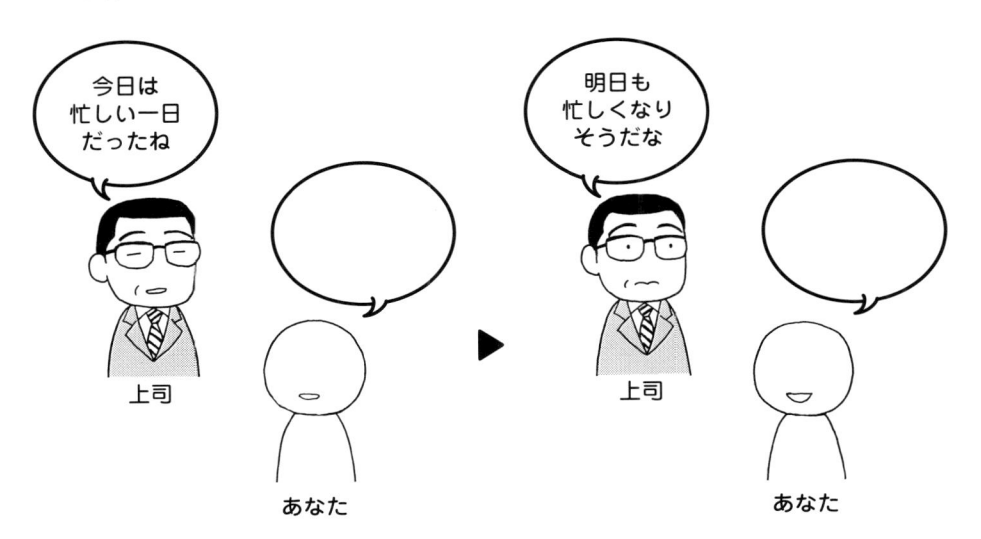

上司	あなた	▶	上司	あなた
今日は忙しい一日だったね			明日も忙しくなりそうだな	

2．友達と遊びに行った帰り

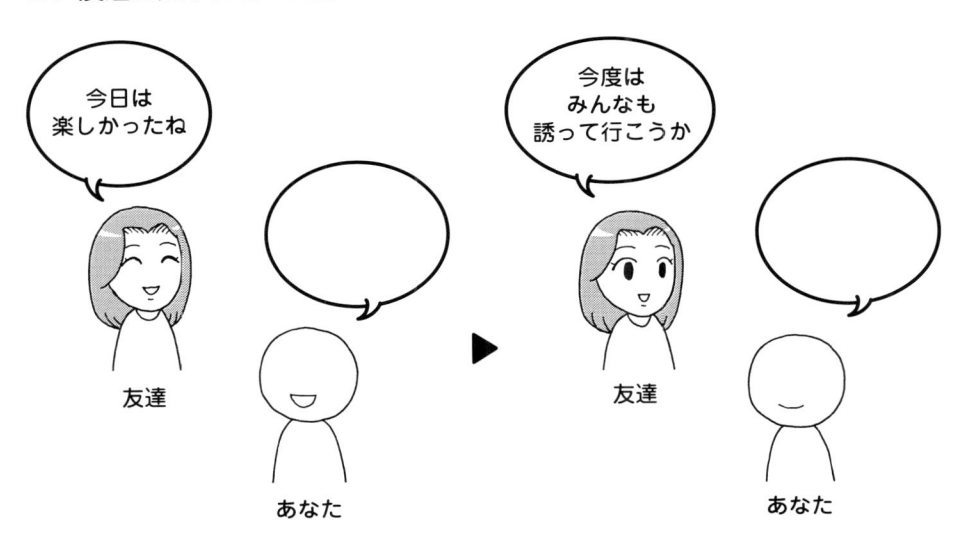

友達	あなた	▶	友達	あなた
今日は楽しかったね			今度はみんなも誘って行こうか	

Practice　ロールプレイをしてみよう

相づちの練習 ステップアップ!

● 「あなたの話は興味深い」と伝わる相づちを考えてみましょう。
　ヒント：相手の話した言葉を使います

1. 友達との会話

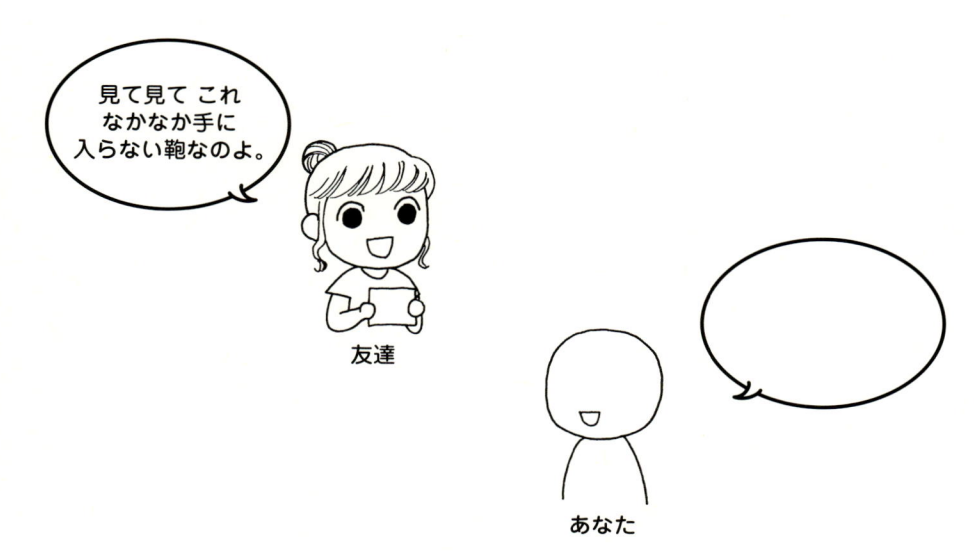

   友達:「見て見て これ なかなか手に入らない鞄なのよ。」

   あなた:

2. 会社で同僚と

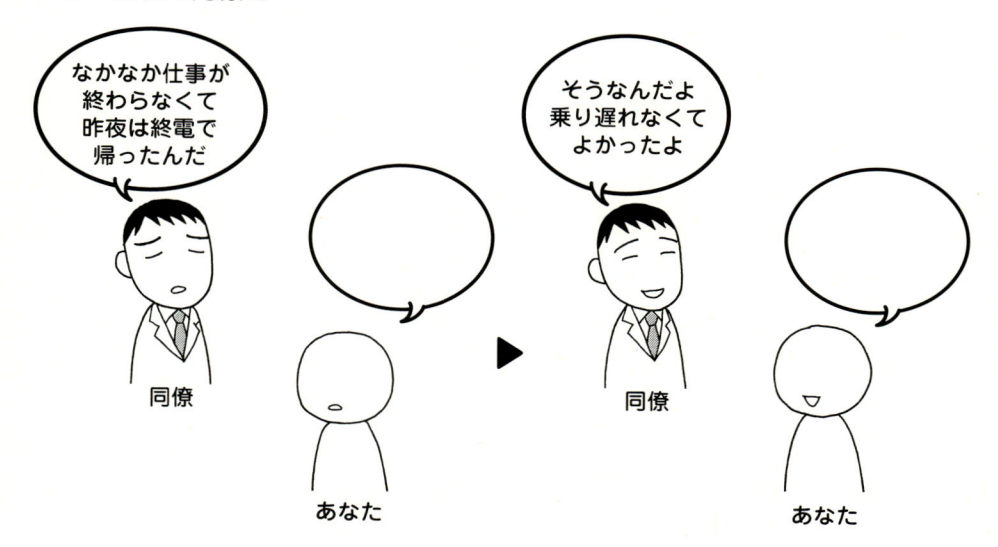

   同僚:「なかなか仕事が終わらなくて昨夜は終電で帰ったんだ」

   あなた:

   ▶

   同僚:「そうなんだよ 乗り遅れなくてよかったよ」

   あなた:

Lesson 4
相手に質問してみよう

このレッスンのポイント

・質問する（＝訊く）ポイントには、どのようなものがありますか。

・質問したいことを忘れないようにするためには、何をどうメモすればよいでしょうか。

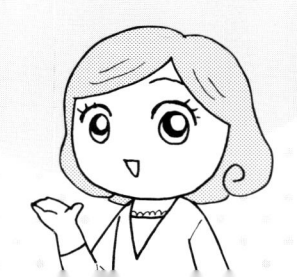

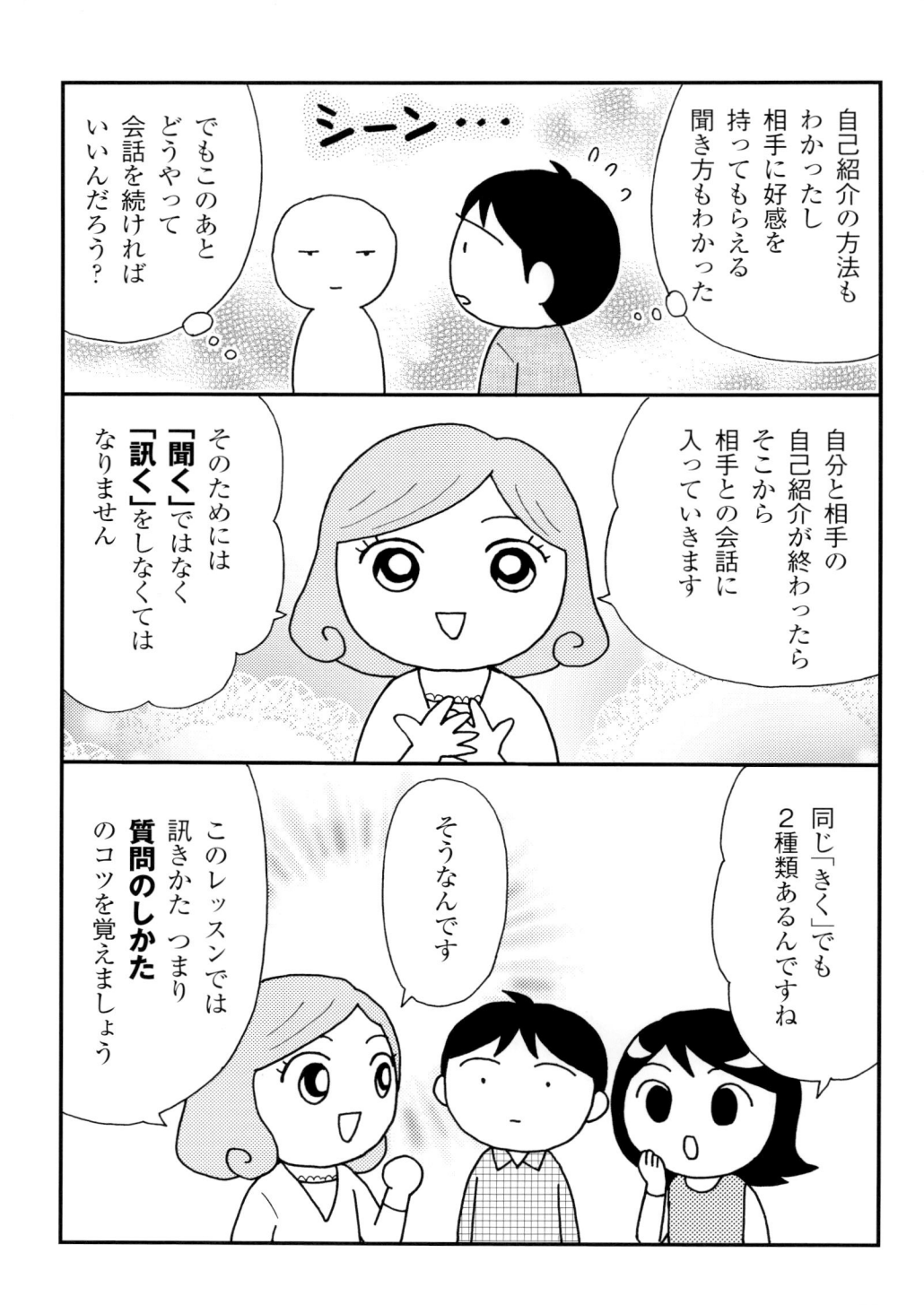

自己紹介の方法もわかったし相手に好感を持ってもらえる聞き方もわかった

でもこのあとどうやって会話を続ければいいんだろう？

シーン…

自分と相手の自己紹介が終わったらそこから相手との会話に入っていきます

そのためには「聞く」ではなく「訊く」をしなくてはなりません

同じ「きく」でも２種類あるんですね

そうなんです

このレッスンでは訊きかた つまり**質問のしかた**のコツを覚えましょう

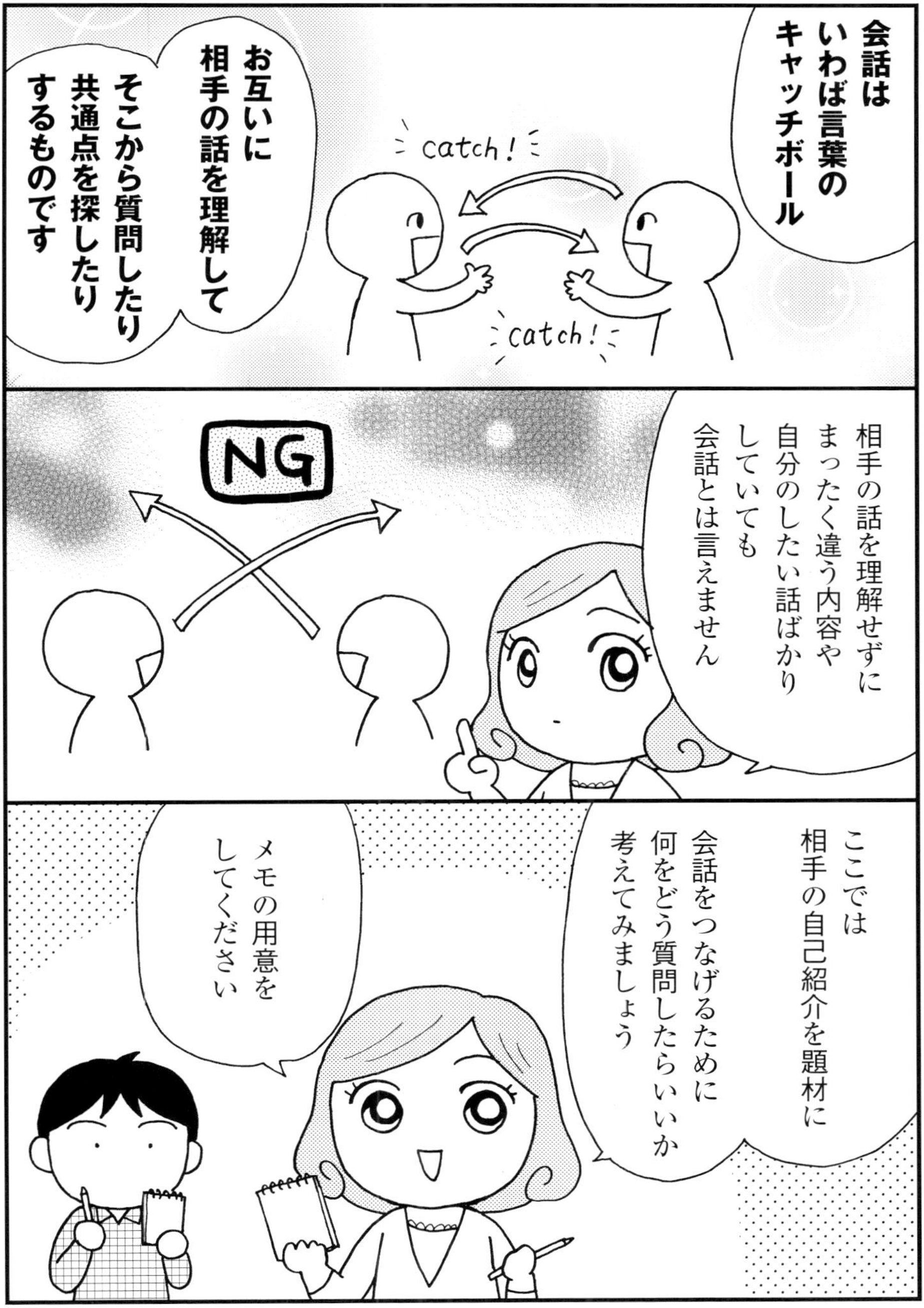
会話はいわば言葉のキャッチボール
catch!
catch!
お互いに相手の話を理解してそこから質問したり共通点を探したりするものです
相手の話を理解せずにまったく違う内容や自分のしたい話ばかりしていても会話とは言えません
NG
ここでは相手の自己紹介を題材に会話をつなげるために何をどう質問したらいいか考えてみましょう
メモの用意をしてください

手順① 相手の自己紹介のメモをとる

1	いつ（When）	時間や時期
2	どこで（Where）	場所
3	だれが（Who）	関わっている人
4	何を（What）	具体的な内容
5	どうやって（How）	手段や方法

※ここに「なぜ（Why）」を加えたのが、いわゆる「5W1H」です

メモするポイントはこの5つです！

これをふまえて私の自己紹介を聞いてください

はじめまして
私は柳下記子といいます
仕事は小学校で学習指導員をしています
趣味は茶道です
しばらくやめていましたが
最近　また始めました
よろしくお願いします

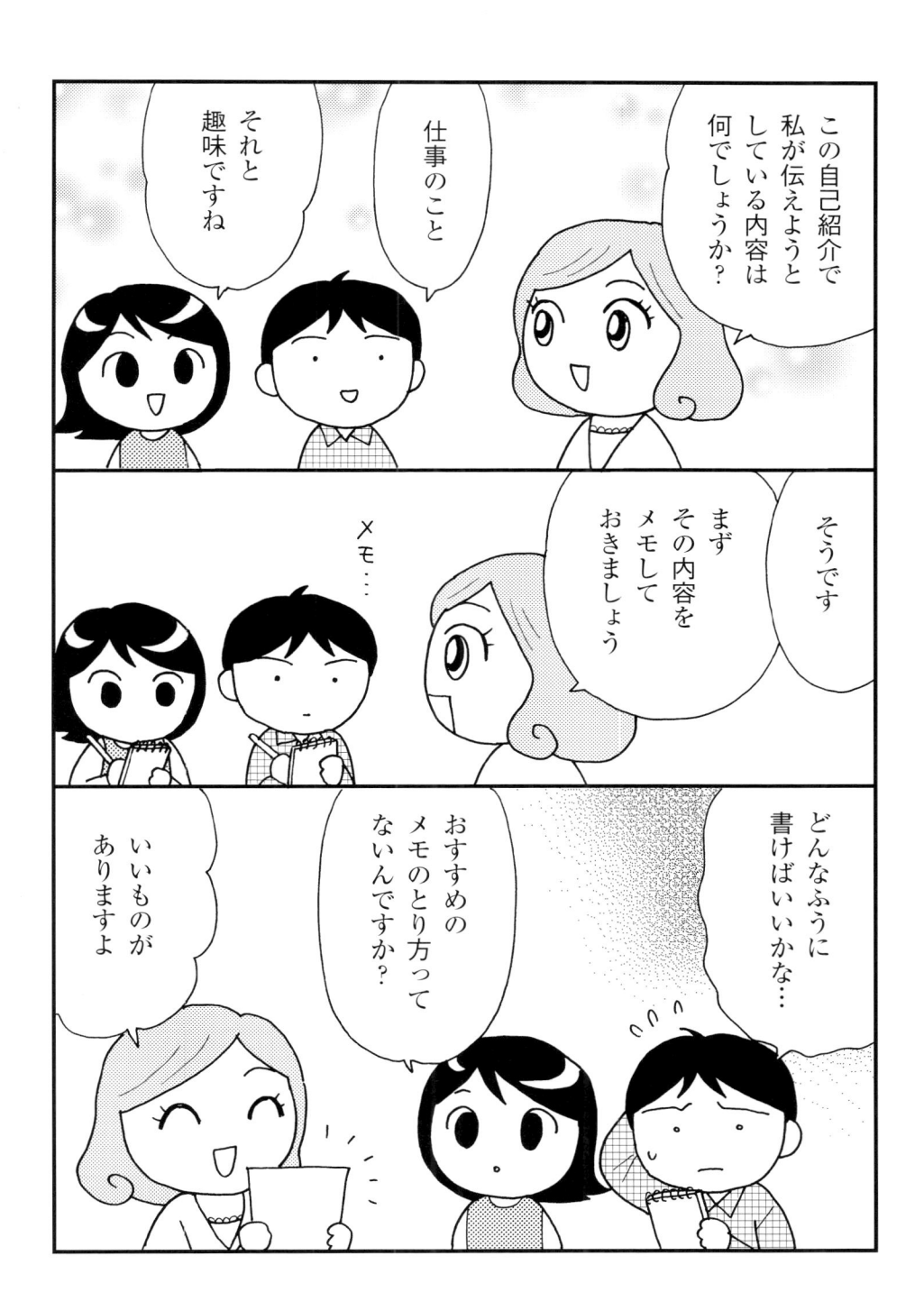

Lesson 4 相手に質問してみよう

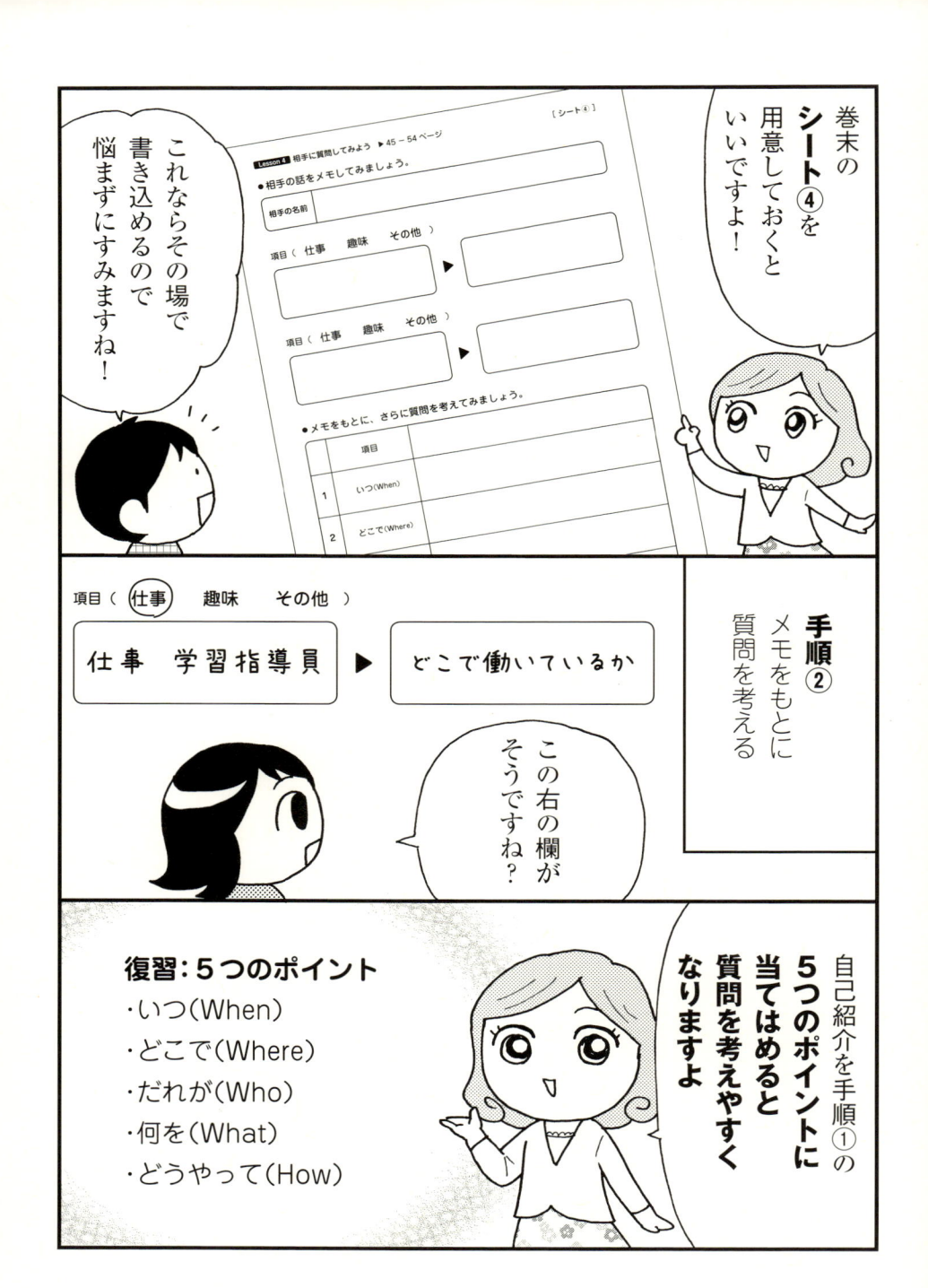

巻末の**シート④**を用意しておくといいですよ！

これならその場で書き込めるので悩まずにすみますね！

手順② メモをもとに質問を考える

項目（ **仕事** 趣味 その他 ）

仕事　学習指導員　▶　どこで働いているか

この右の欄がそうですね？

復習：5つのポイント
- いつ（When）
- どこで（Where）
- だれが（Who）
- 何を（What）
- どうやって（How）

自己紹介を手順①の5つのポイントに当てはめると質問を考えやすくなりますよ

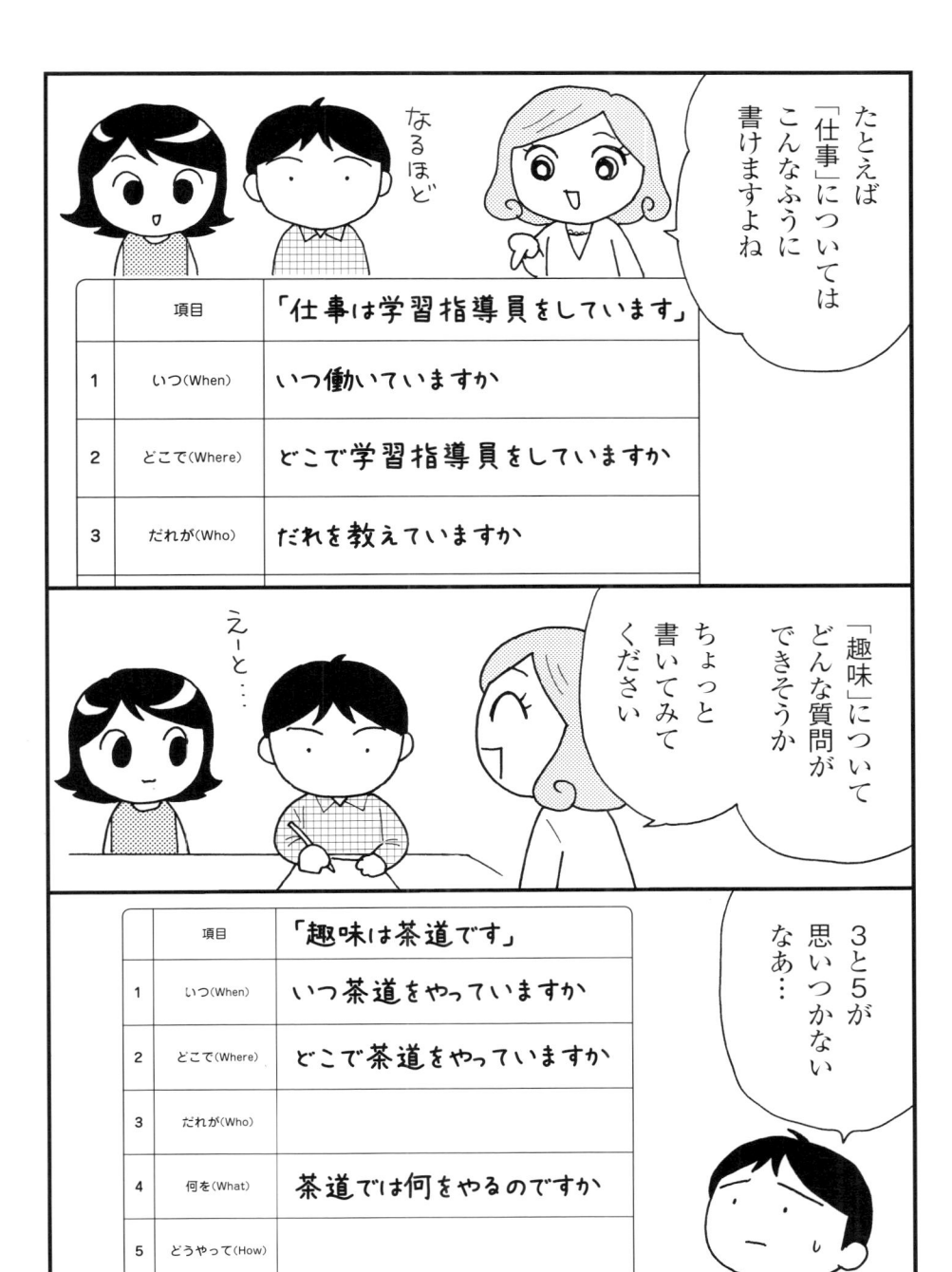

たとえば「仕事」についてはこんなふうに書けますよね

なるほど

	項目	「仕事は学習指導員をしています」
1	いつ(When)	いつ働いていますか
2	どこで(Where)	どこで学習指導員をしていますか
3	だれが(Who)	だれを教えていますか

「趣味」についてどんな質問ができそうか　ちょっと書いてみてください

えーと…

	項目	「趣味は茶道です」
1	いつ(When)	いつ茶道をやっていますか
2	どこで(Where)	どこで茶道をやっていますか
3	だれが(Who)	
4	何を(What)	茶道では何をやるのですか
5	どうやって(How)	

3と5が思いつかないなあ…

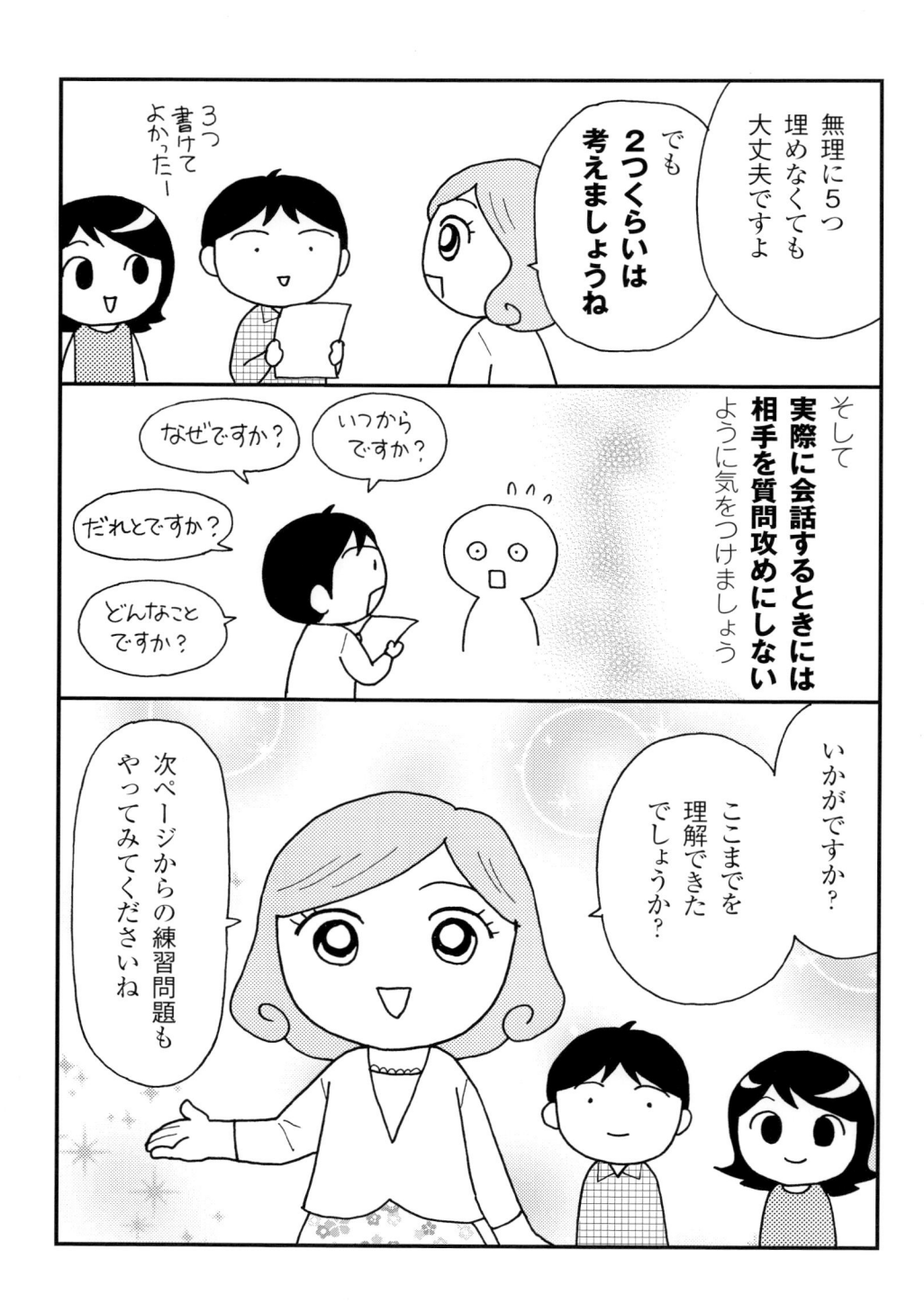

無理に5つ埋めなくても大丈夫ですよ

でも2つくらいは**考えましょうね**

3つ書けてよかったー

そして実際に会話するときには**相手を質問攻めにしない**ように気をつけましょう

なぜですか？
いつからですか？
だれとですか？
どんなことですか？

いかがですか？ここまでを理解できたでしょうか？

次ページからの練習問題もやってみてくださいね

質問の練習

次の自己紹介に対してできそうな質問を考えてみましょう。

[1]《自己紹介》
　　はじめまして、中村ヤスオといいます。
　　会社では、コールセンターでお客様からの電話相談を受ける仕事をしています。
　　趣味は読書です。最近はミステリー小説ばかり読んでいます。

● 相手の話をメモしてみましょう。

相手の名前	

項目（ 仕事　　趣味　　その他 ）

▶

項目（ 仕事　　趣味　　その他 ）

▶

● メモをもとに、さらに質問を考えてみましょう。

	項目	
1	いつ(When)	
2	どこで(Where)	
3	だれが(Who)	
4	何を(What)	
5	どうやって(How)	

Lesson 4　相手に質問してみよう

質問の練習

[2]《自己紹介》
　　神奈川県川崎市から来ました佐々木ジュンコといいます。
　　このSSTセミナーは友人から聞いて参加しました。
　　今日はみなさんのお話をうかがって勉強したいと思います。
　　好きなことは、食べ歩くことです。

● 相手の話をメモしてみましょう。

相手の名前	

項目（　仕事　　趣味　　その他　）

	▶	

項目（　仕事　　趣味　　その他　）

	▶	

● メモをもとに、さらに質問を考えてみましょう。

	項目	
1	いつ(When)	
2	どこで(Where)	
3	だれが(Who)	
4	何を(What)	
5	どうやって(How)	

Lesson 5
紹介してみよう

このレッスンのポイント

・紹介のパターンには、どのようなものがありますか。

・紹介するときに入れてはいけない内容には、何がありますか。

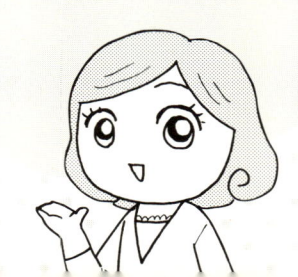

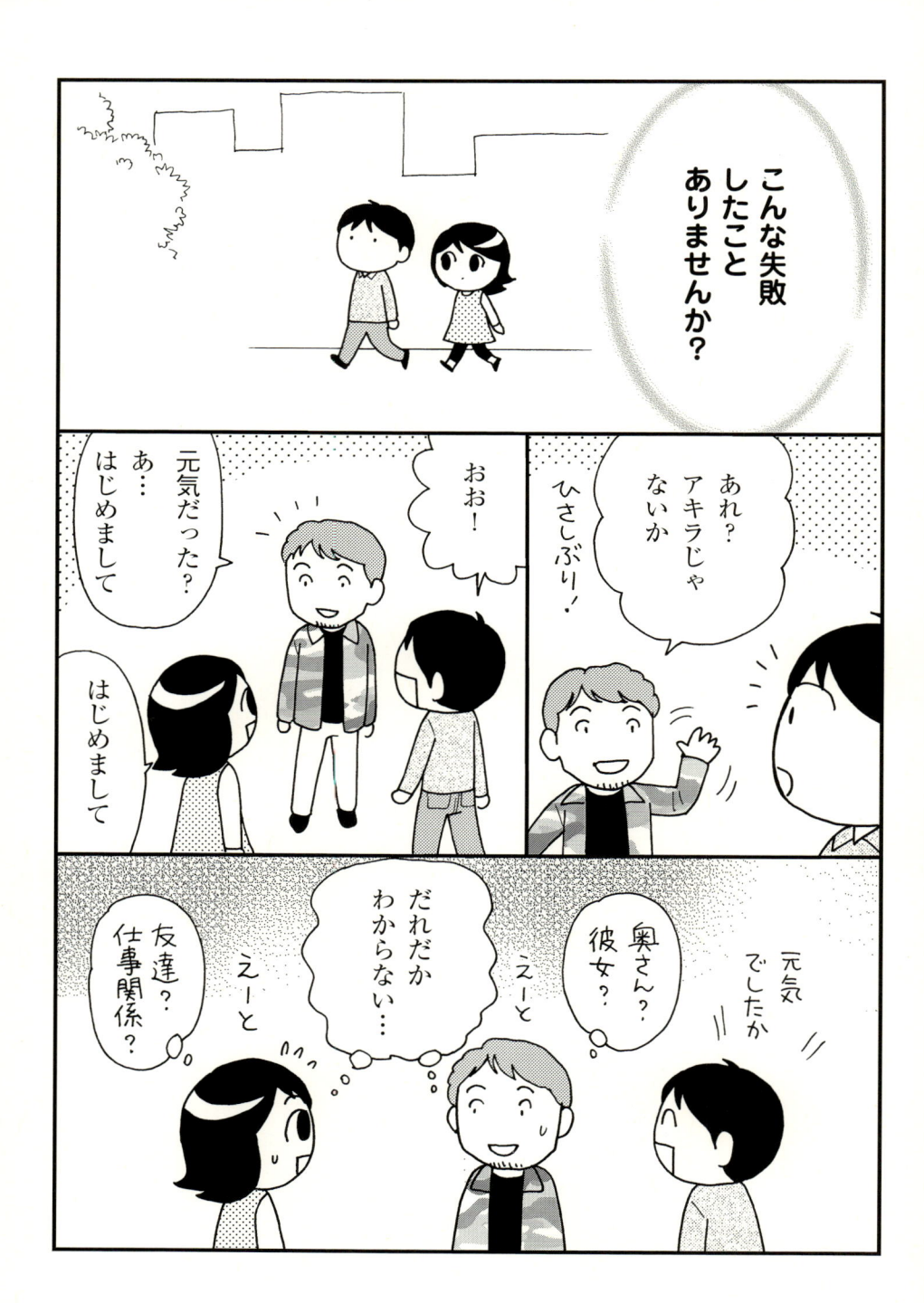

こんな失敗したことありませんか？

あれ？アキラじゃないか
ひさしぶり！

おお！
元気だった？
あ…はじめまして
はじめまして

元気でしたか
奥さん？彼女？
えーと
だれだかわからない…
えーと
友達？仕事関係？

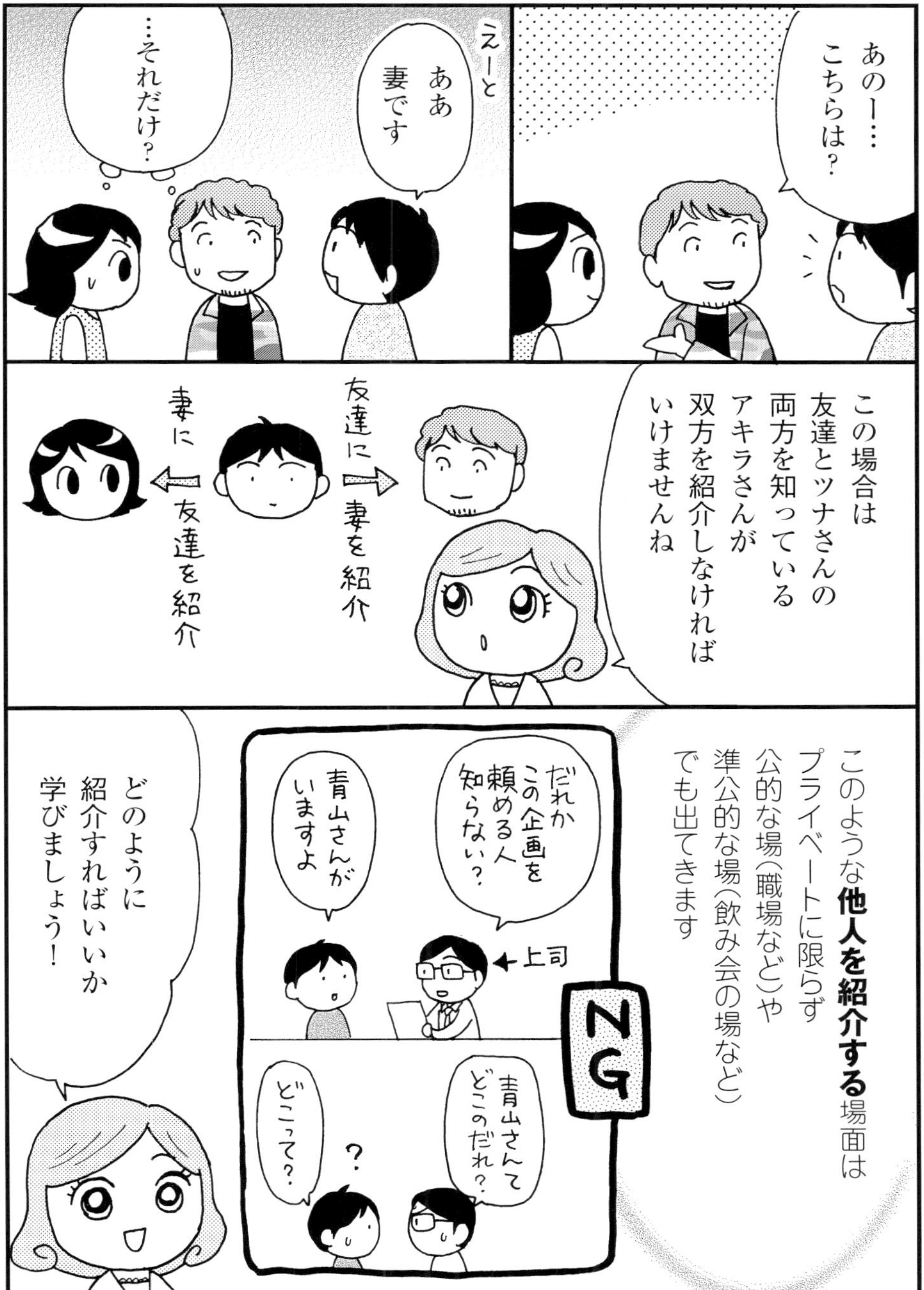
あのー…
こちらは？
えーと
ああ
妻です
…それだけ？
この場合は
友達とツナさんの
両方を知っている
アキラさんが
双方を紹介しなければ
いけませんね
友達に
妻を紹介
妻に
友達を紹介
このような他人を紹介する場面は
プライベートに限らず
公的な場（職場など）や
準公的な場（飲み会の場など）
でも出てきます
だれか
この企画を
頼める人
知らない？
青山さんが
いますよ
上司
NG
青山さんて
どこのだれ？
どこって？
どのように
紹介すればいいか
学びましょう！

1 場を考えてみる

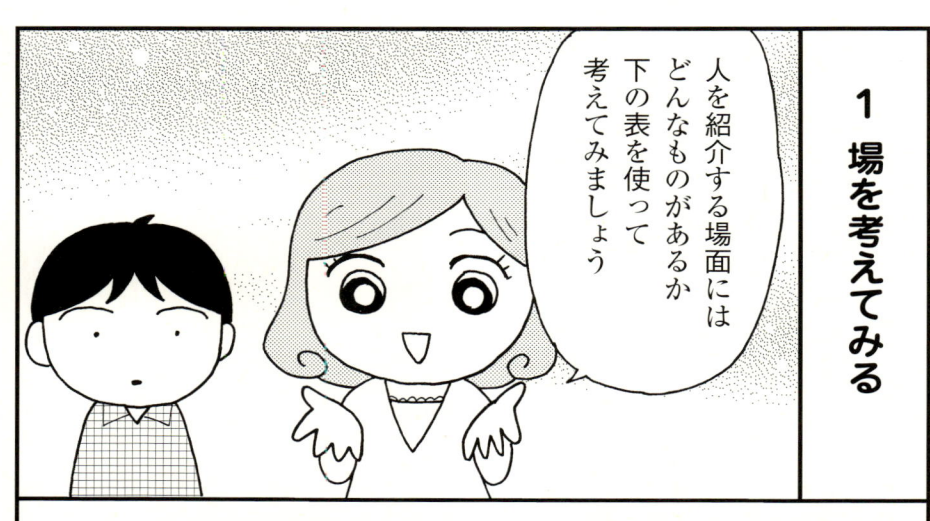

人を紹介する場面にはどんなものがあるか下の表を使って考えてみましょう

	公的な場	準公的な場	プライベートな場
職場	取引先にお邪魔	歓送迎会	
自分の家	冠婚葬祭	職場の人を招待	家族と食事
他人の家			友達を訪問

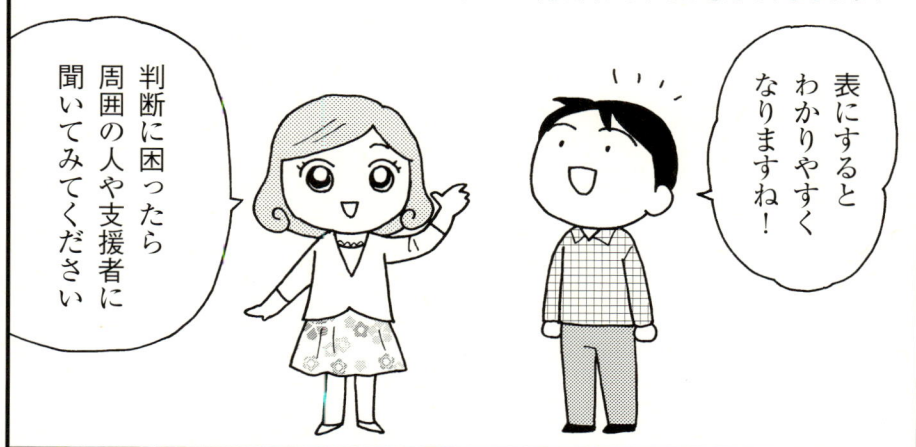

↑ほかに何が入れられるか考えてみましょう！

表にするとわかりやすくなりますね！

判断に困ったら周囲の人や支援者に聞いてみてください

2 情報を整理する

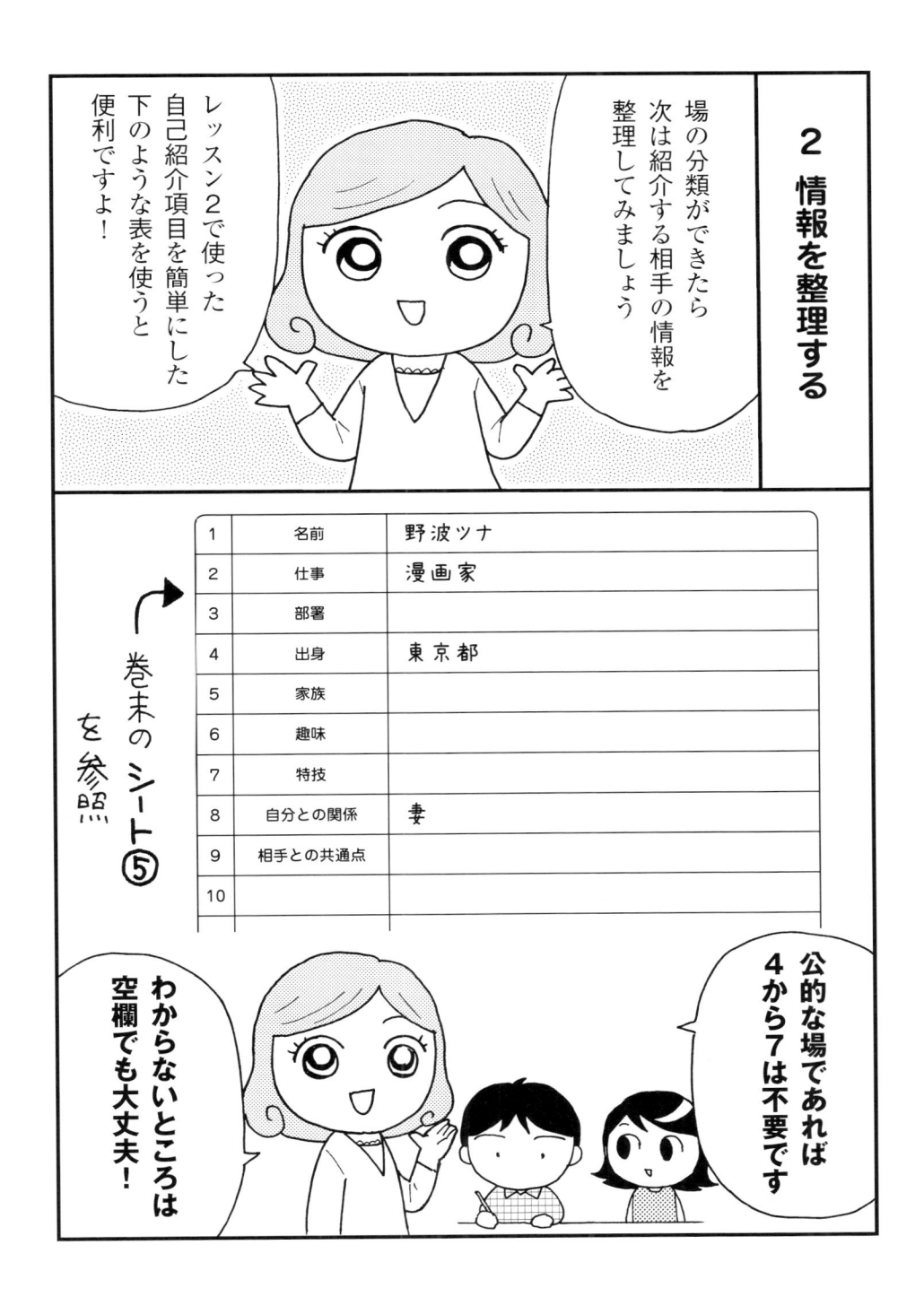

場の分類ができたら次は紹介する相手の情報を整理してみましょう

レッスン2で使った自己紹介項目を簡単にした下のような表を使うと便利ですよ!

1	名前	野波ツナ
2	仕事	漫画家
3	部署	
4	出身	東京都
5	家族	
6	趣味	
7	特技	
8	自分との関係	妻
9	相手との共通点	
10		

→ 巻末の**シート⑤**を参照

公的な場であれば4から7は不要です

わからないところは空欄でも大丈夫!

Lesson 5 紹介してみよう

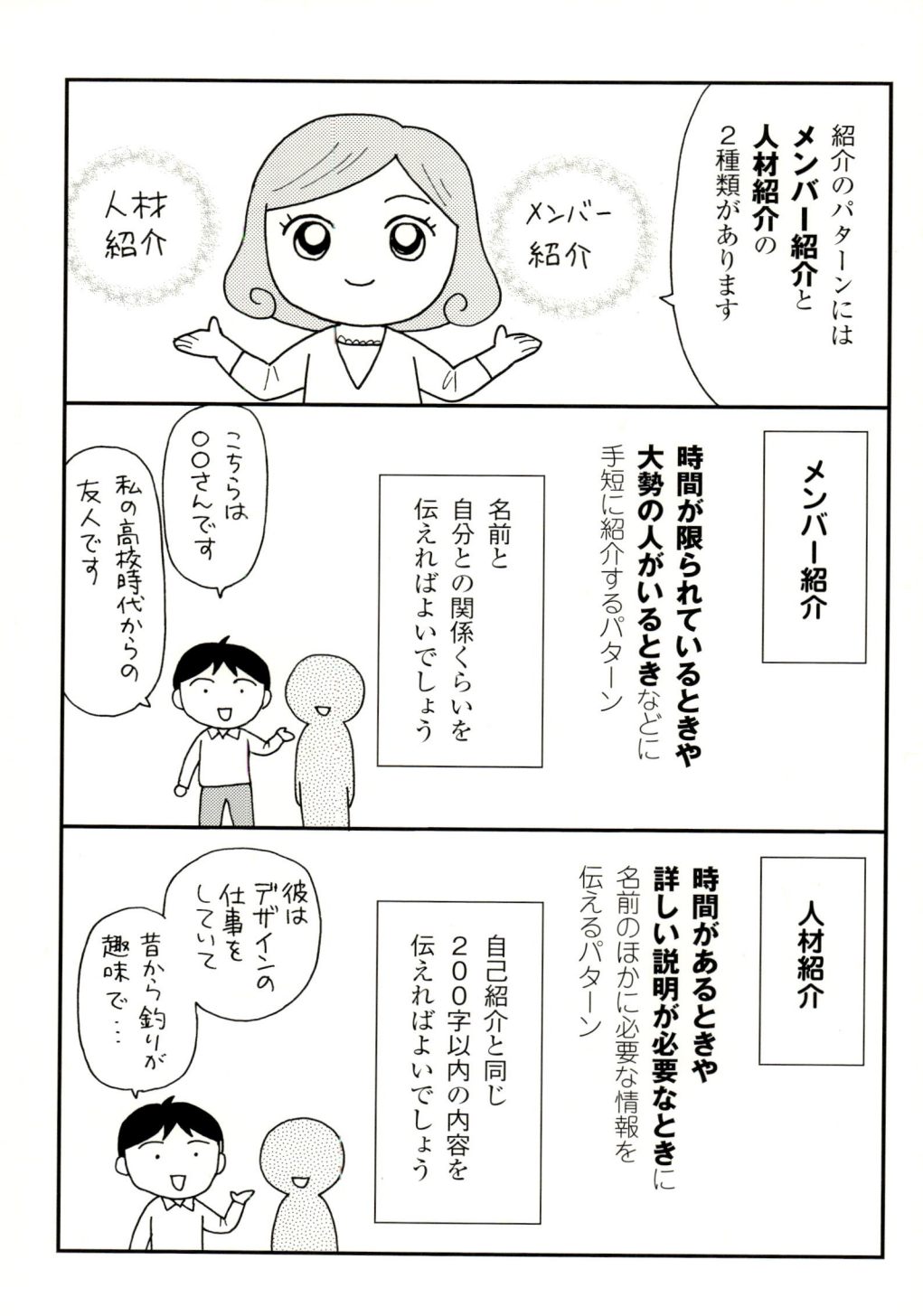

紹介のパターンには**メンバー紹介**と**人材紹介**の2種類があります

人材紹介

メンバー紹介

メンバー紹介

手短に紹介するパターン

時間が限られているときや大勢の人がいるときなどに

名前と自分との関係くらいを伝えればよいでしょう

こちらは〇〇さんです

私の高校時代からの友人です

人材紹介

名前のほかに必要な情報を伝えるパターン

時間があるときや詳しい説明が必要なときに

自己紹介と同じ200字以内の内容を伝えればよいでしょう

彼はデザインの仕事をしていて

昔から釣りが趣味で…

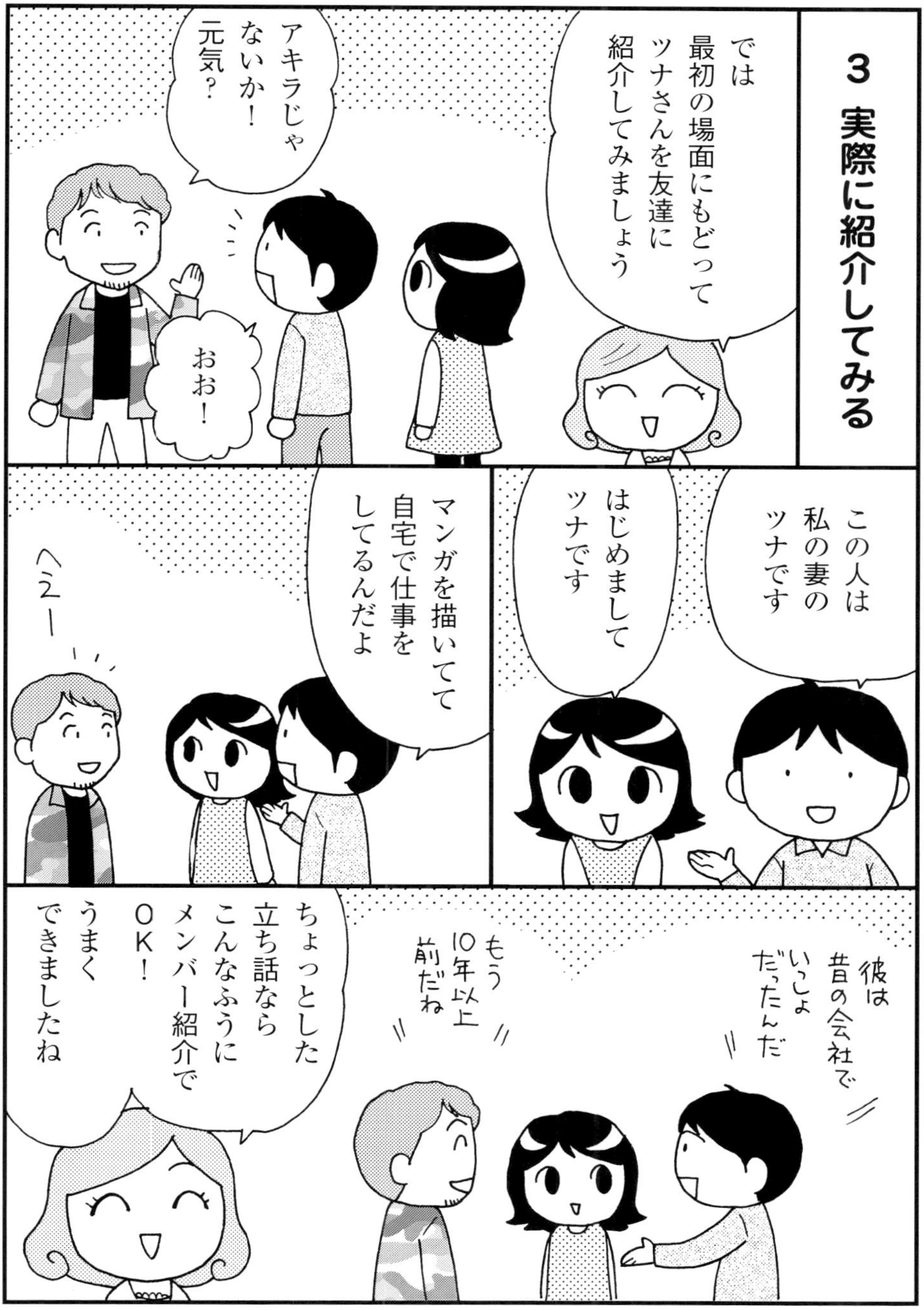
3 実際に紹介してみる
では最初の場面にもどってツナさんを友達に紹介してみましょう
アキラじゃないか！元気？
おお！
この人は私の妻のツナです
はじめましてツナです
マンガを描いてて自宅で仕事をしてるんだよ
へえー
彼は昔の会社でいっしょだったんだ
もう10年以上前だね
ちょっとした立ち話ならこんなふうにメンバー紹介でOK！うまくできましたね

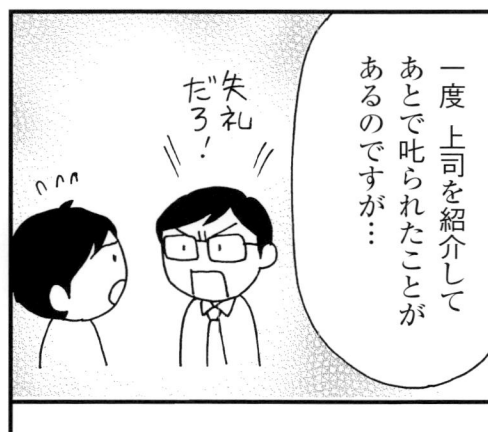

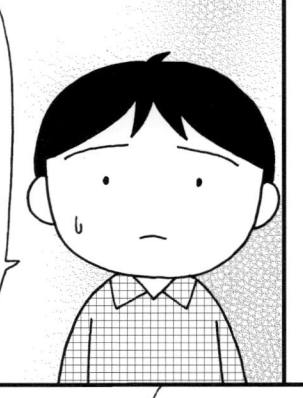

トラブルを防ぐ

一度 上司を紹介してあとで叱られたことがあるのですが…

失礼だろ！

相手に不愉快な思いをさせないために**言葉遣いと話題**のルールを学びましょう

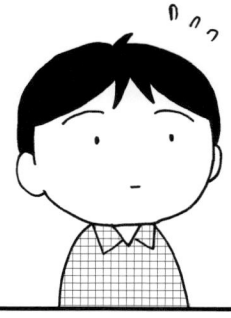

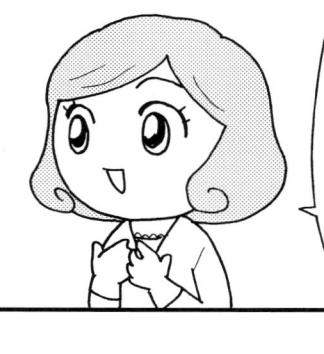

基本的な呼称と敬称

	公的な場	準公的な場	プライベートな場
自分	わたくし	わたくし、わたし	わたし、僕、オレ
相手	○○さん、○○様、お客様	○○さん	○○さん、○○くん
上司	○○部長、○○課長、○○さん		
自社	弊社、わたくしども	当社	会社名

OK 課長
NG 課長さん

役職のあとに「さん」はつけないように気をつけて！

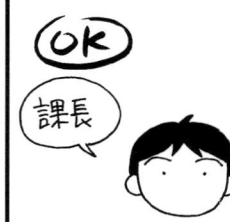

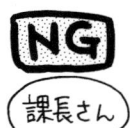

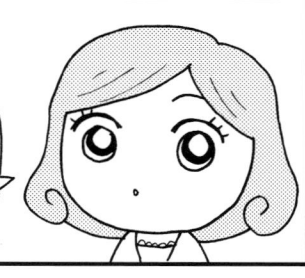

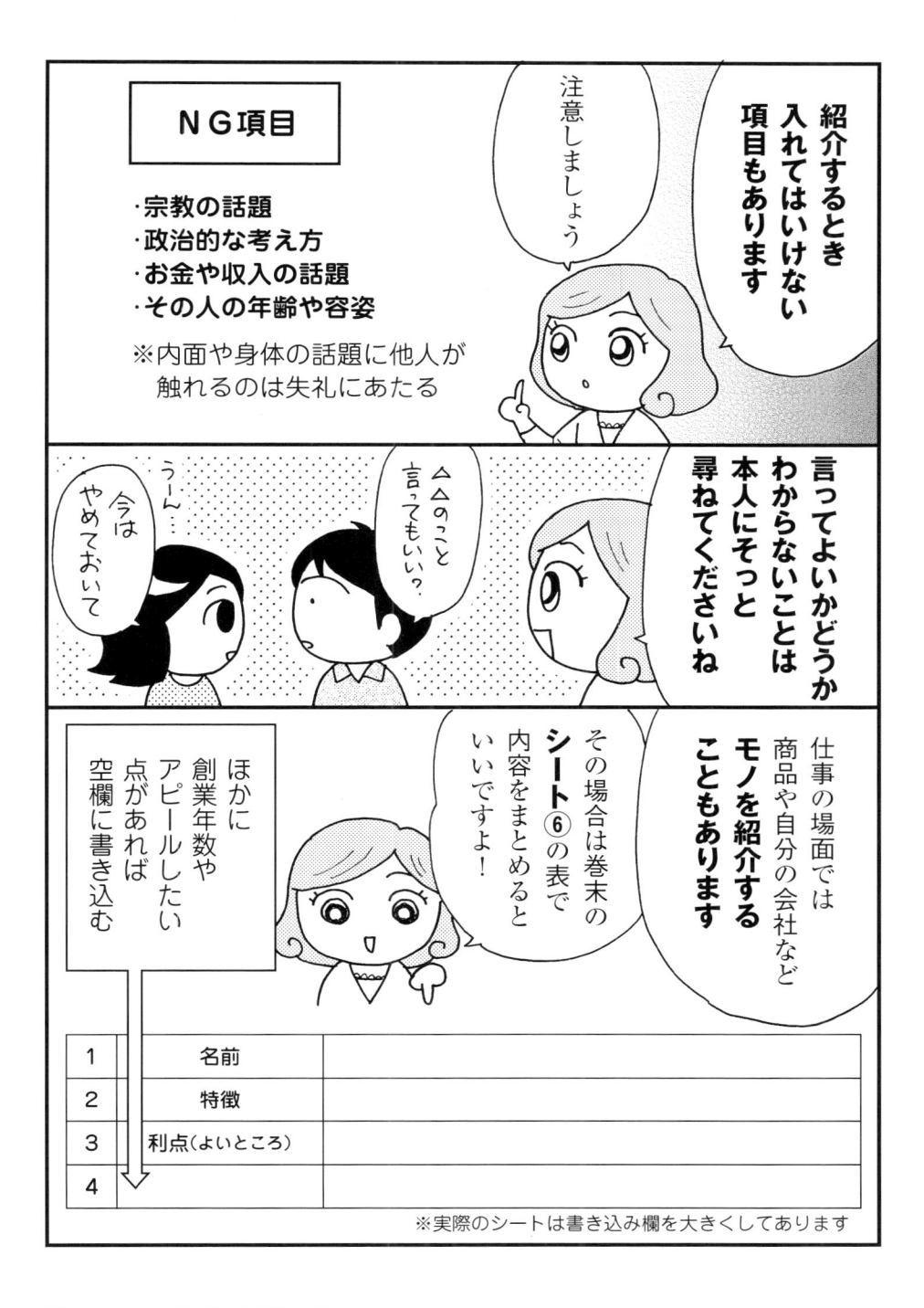

紹介するとき入れてはいけない項目もあります

注意しましょう

NG項目
・宗教の話題
・政治的な考え方
・お金や収入の話題
・その人の年齢や容姿

※内面や身体の話題に他人が触れるのは失礼にあたる

言ってよいかどうかわからないことは本人にそっと尋ねてくださいね

△△のこと言ってもいい？

うーん…今はやめておいて

仕事の場面では商品や自分の会社などモノを紹介することもあります

その場合は巻末のシート⑥の表で内容をまとめるといいですよ！

ほかに創業年数やアピールしたい点があれば空欄に書き込む

1	名前	
2	特徴	
3	利点(よいところ)	
4		

※実際のシートは書き込み欄を大きくしてあります

Lesson 5　紹介してみよう

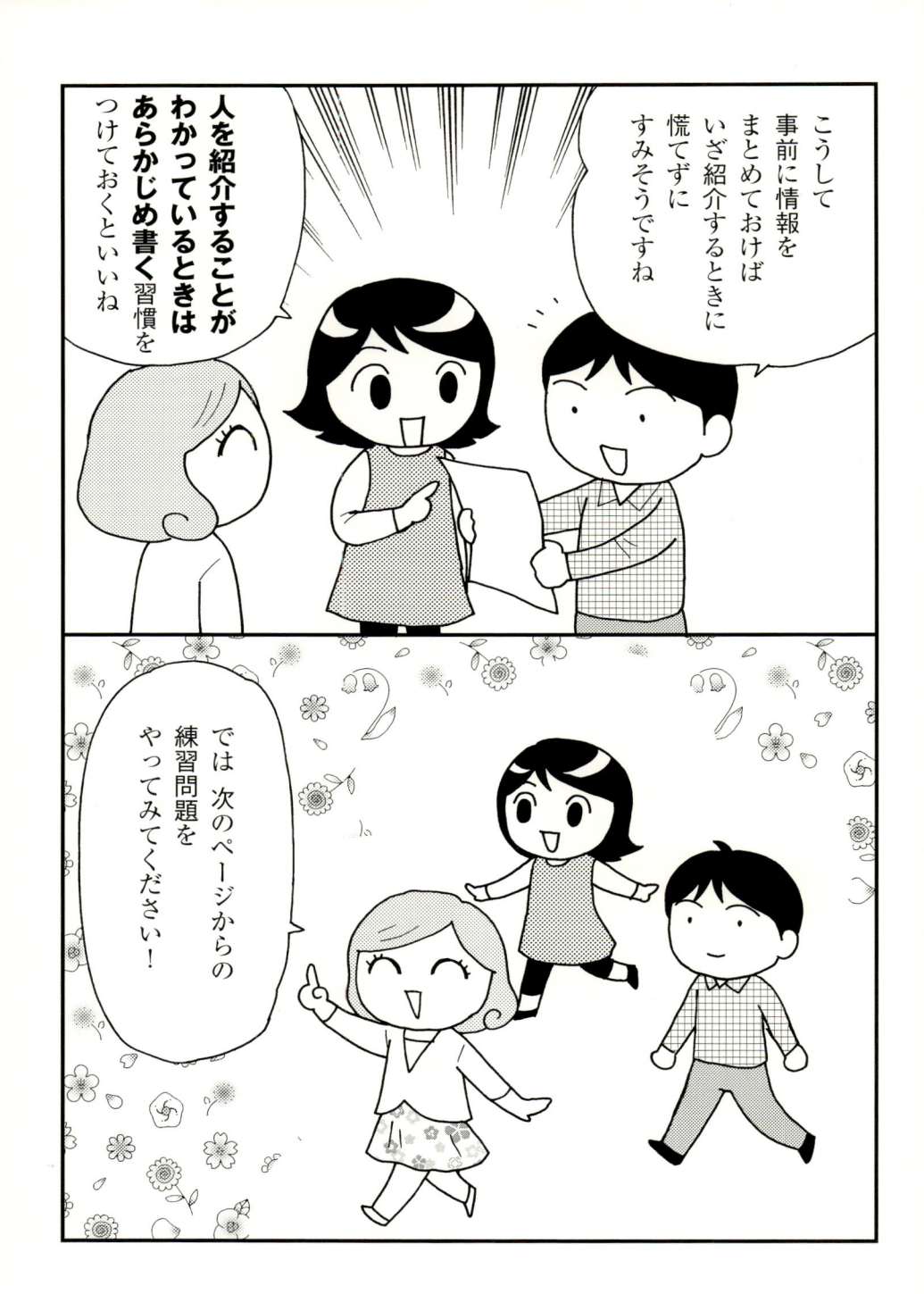

こうして事前に情報をまとめておけばいざ紹介するときに慌てずにすみそうですね

人を紹介することがわかっているときはあらかじめ書く習慣をつけておくといいね

では次のページからの練習問題をやってみてください！

紹介の練習

● 親、兄弟、同僚、上司など、だれでもいいので、身近な人を思い浮かべて、その人を紹介する文章を考えてみましょう。

1. 紹介する人の情報を整理しましょう。

1	名前	
2	仕事	
3	部署	
4	出身	
5	家族	
6	趣味	
7	特技	
8	自分との関係	
9	相手との共通点	
10		

2. 紹介文を考えてみましょう。

[メンバー紹介]

こちらは、＿＿＿＿＿＿＿＿＿＿＿＿＿＿＿＿＿＿＿＿＿＿＿＿＿＿さんです。
　　　　　　　　　　　　　（名　　前）

こちらは、＿＿＿＿＿＿＿＿＿＿＿＿＿＿＿の＿＿＿＿＿＿＿＿＿＿さんです。
　　　　　（職業、出身、自分との関係など）　　　（名　　前）

[人材紹介]

こちらは、＿＿＿＿＿＿＿＿＿＿＿＿＿＿＿＿＿＿＿＿＿＿＿＿＿＿さんです。
　　　　　　　　　　　　　（名　　前）

＿＿＿＿＿＿さんの＿＿＿＿＿＿＿は＿＿＿＿＿＿＿＿＿＿＿＿です。
（名　　前）　　（職業、趣味、特技など）

＿＿＿＿＿＿＿＿＿＿＿＿＿＿＿は＿＿＿＿＿＿＿＿＿＿＿＿＿＿。

紹介の練習

● 自分の愛用の品、仕事で扱っている商品、他人におすすめしたいモノを思い浮かべて、それを紹介するときに必要な情報を整理してみましょう。

１．紹介するモノの情報を整理してみましょう。

1	名前	
2	特徴	
3	利点（よいところ）	
4		

２．紹介文を考えてみましょう。

Lesson 6
確認してみよう

このレッスンのポイント

・「確認」にもいろいろな種類があります。どのようなものがあるでしょうか。

・「具体化」とは、どのような作業でしょうか。

・確認のため、相手に問いかけるポイントには、どのようなものがあるでしょうか。

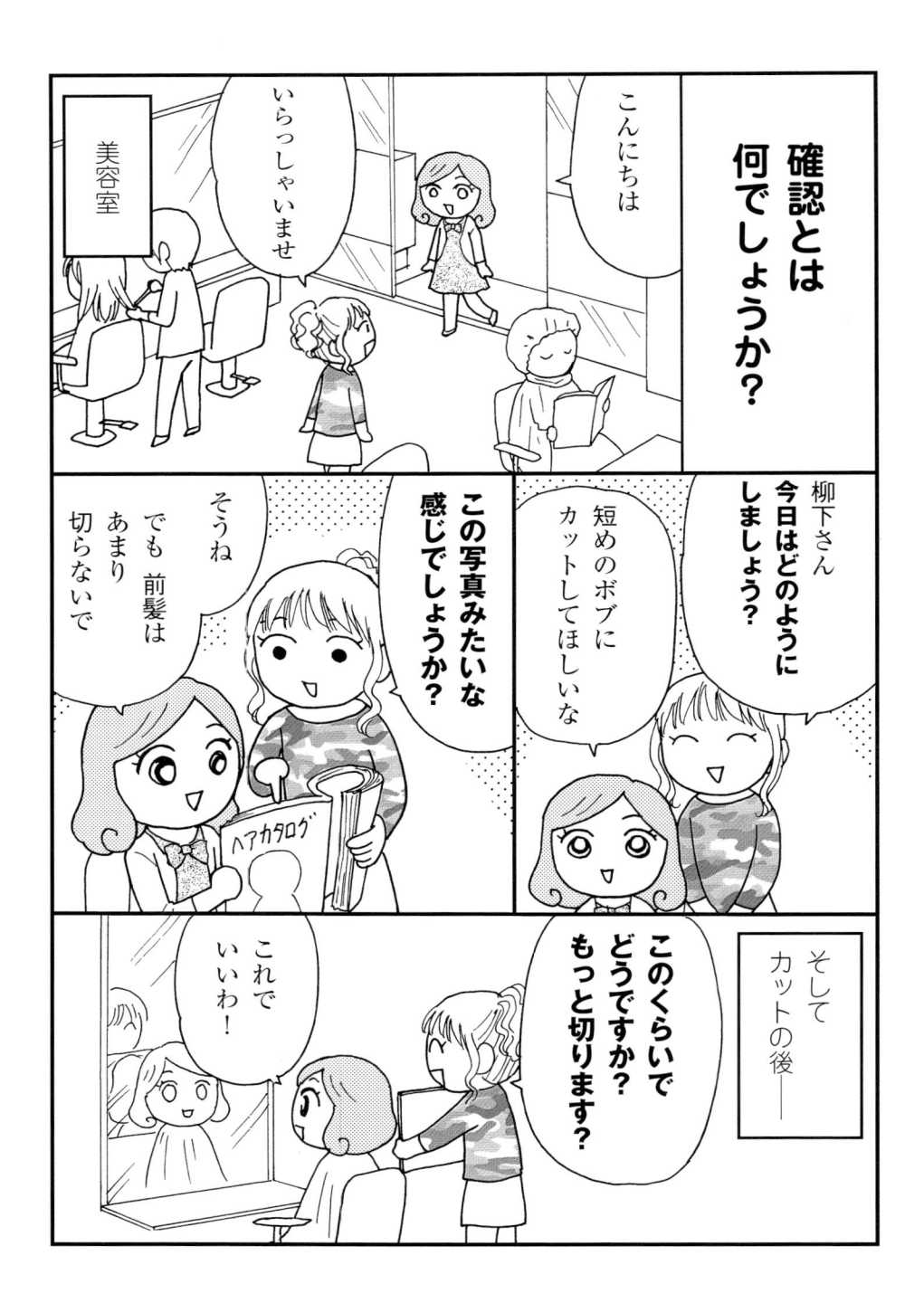

確認とは何でしょうか?

美容室

こんにちは

いらっしゃいませ

柳下さん 今日はどのようにしましょう?

短めのボブにカットしてほしいな

この写真みたいな感じでしょうか?

そうね でも 前髪はあまり切らないで

そして カットの後——

このくらいでどうですか? もっと切ります?

これでいいわ!

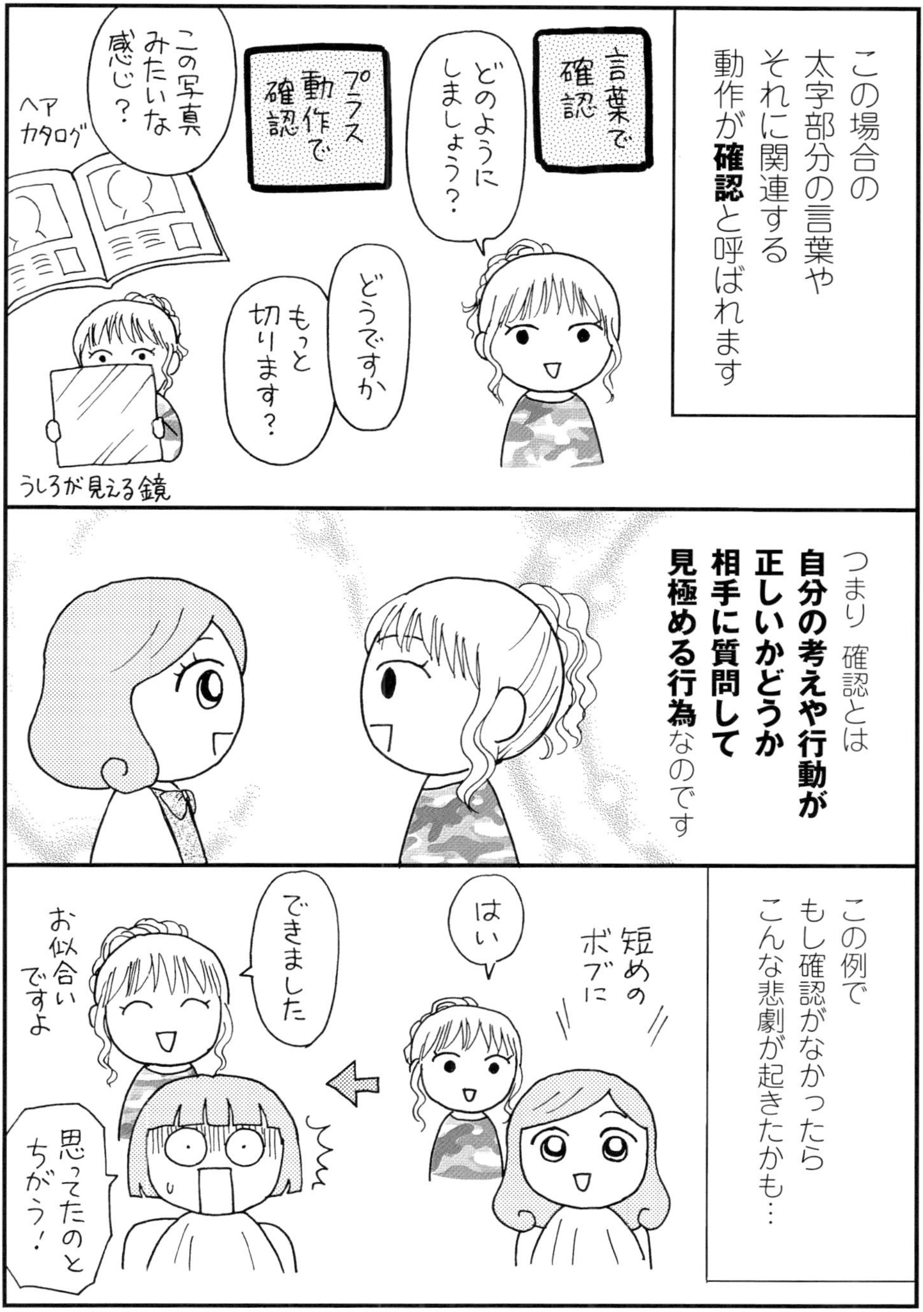
この場合の
太字部分の言葉や
それに関連する
動作が**確認**と呼ばれます
言葉で確認
どのようにしましょう？
どうですかもっと切ります？
プラス動作で確認
この写真みたいな感じ？
ヘアカタログ
うしろが見える鏡
つまり 確認とは
自分の考えや行動が
正しいかどうか
相手に質問して
見極める行為なのです
この例で
もし確認がなかったら
こんな悲劇が起きたかも…
短めのボブに
はい
できました
お似合いですよ
思ってたのとちがう！

確認の種類

① 決まったこと を確認する

物事の内容について相手に聞きます

「議事録をつけましたがこれで大丈夫ですか？」

書いた内容を見てもらって合っているかどうか判断を求めている

② 考え方・感じ方 を確認する

自分の解釈でいいのかどうか相手に聞きます

「それは○○ということですか？」

自分は○○と理解しているがそれが相手の考え方と合っているか確かめている

③ 行動していいかを確認する

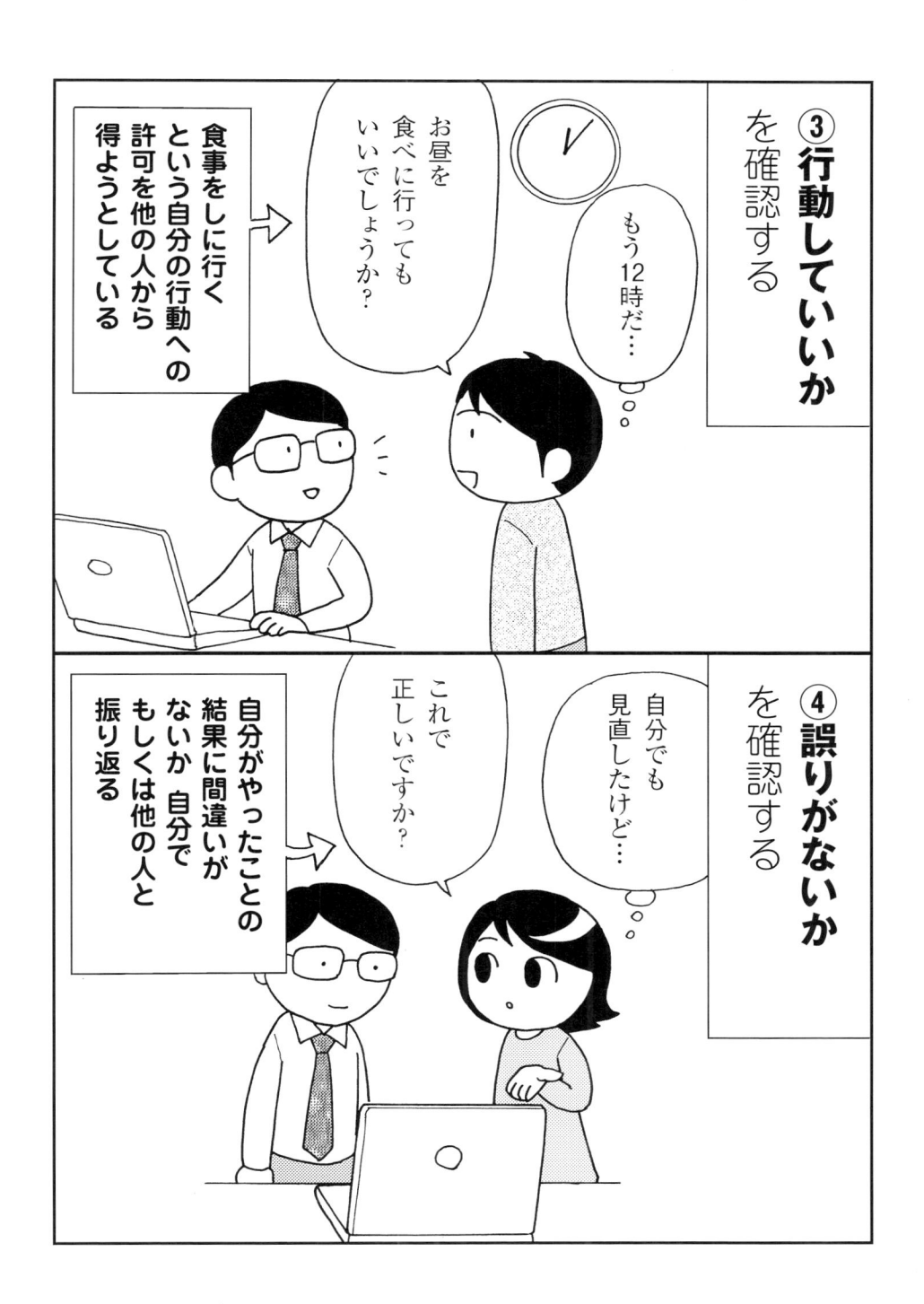

もう12時だ…

お昼を食べに行ってもいいでしょうか？

→ 食事をしに行くという自分の行動への許可を他の人から得ようとしている

④ 誤りがないかを確認する

自分でも見直したけど…

これで正しいですか？

→ 自分がやったことの結果に間違いがないか、自分で、もしくは他の人と振り返る

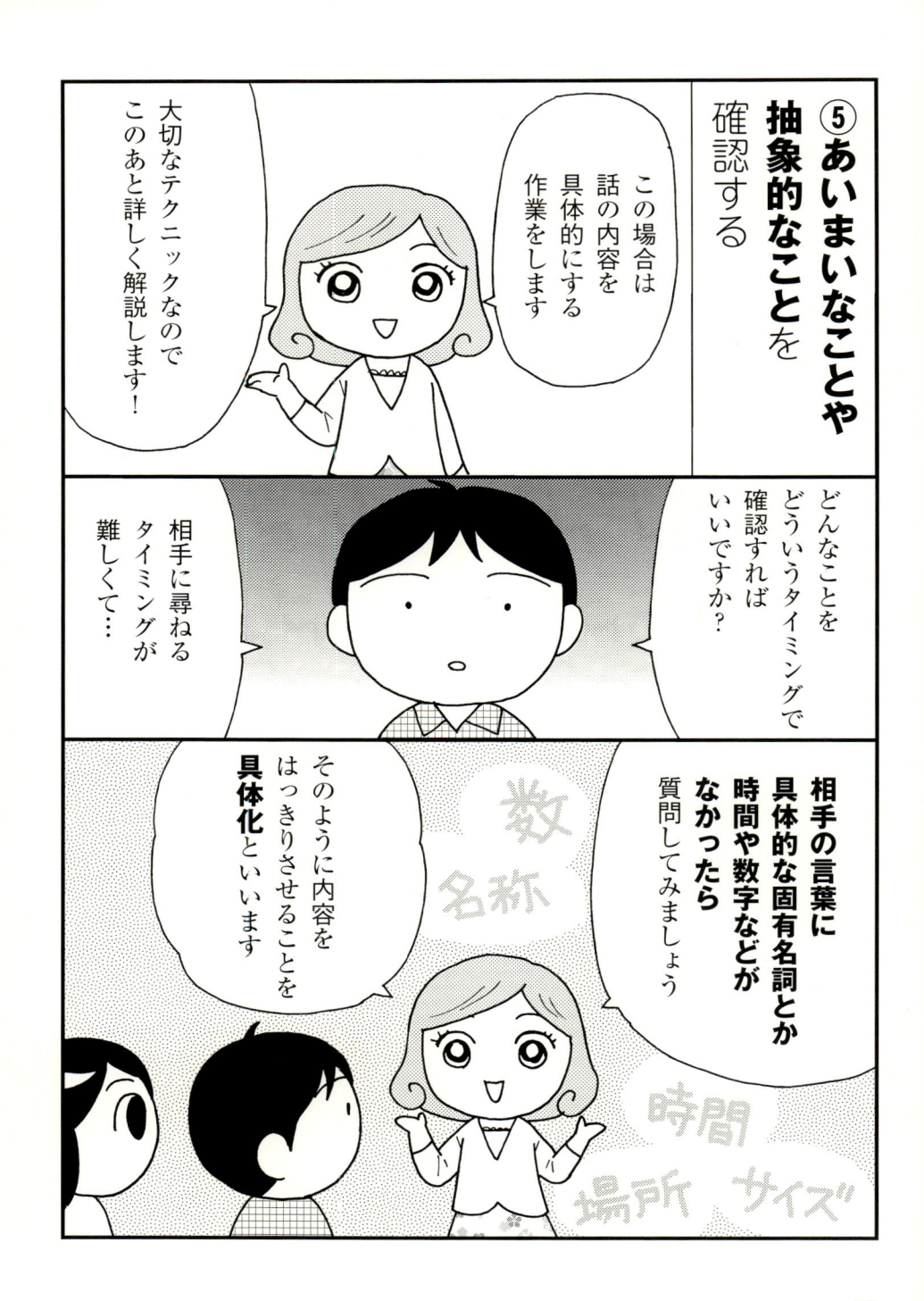

⑤ あいまいなことや抽象的なことを確認する

この場合は話の内容を具体的にする作業をします

大切なテクニックなのでこのあと詳しく解説します！

どんなことをどういうタイミングで確認すればいいですか？

相手に尋ねるタイミングが難しくて…

相手の言葉に具体的な固有名詞とか時間や数字などがなかったら質問してみましょう

そのように内容をはっきりさせることを**具体化**といいます

数
名称
時間
場所
サイズ

具体化する技術

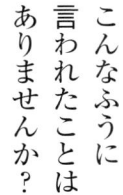

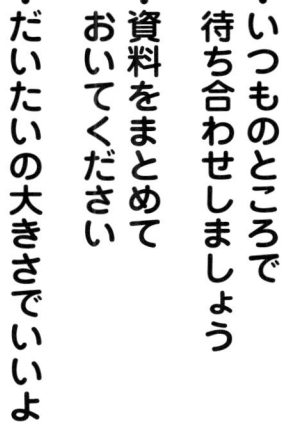

こんなふうに言われたことはありませんか？

- いつものところで待ち合わせしましょう
- 資料をまとめておいてください
- だいたいの大きさでいいよ
- ちょっと待ってて

あるある

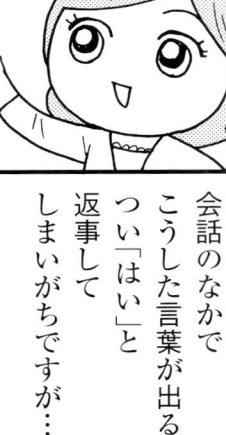

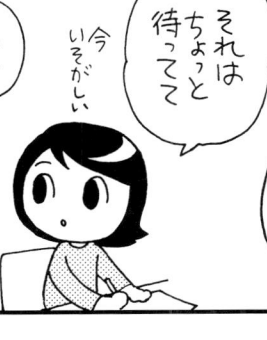

会話のなかでこうした言葉が出るとつい「はい」と返事してしまいがちですが…

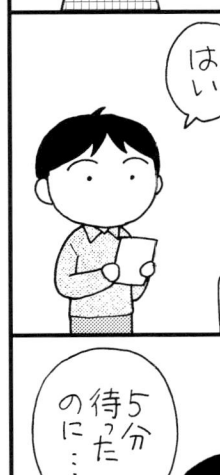

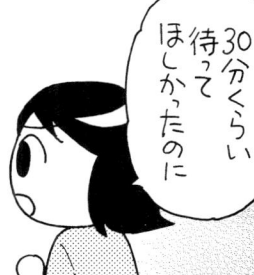

はい
今いそがしい
それはちょっと待ってて

この場合「ちょっと」が5分なのか30分なのか**人によって異なります**

30分くらい待ってほしかったのに

5分待ったのに…

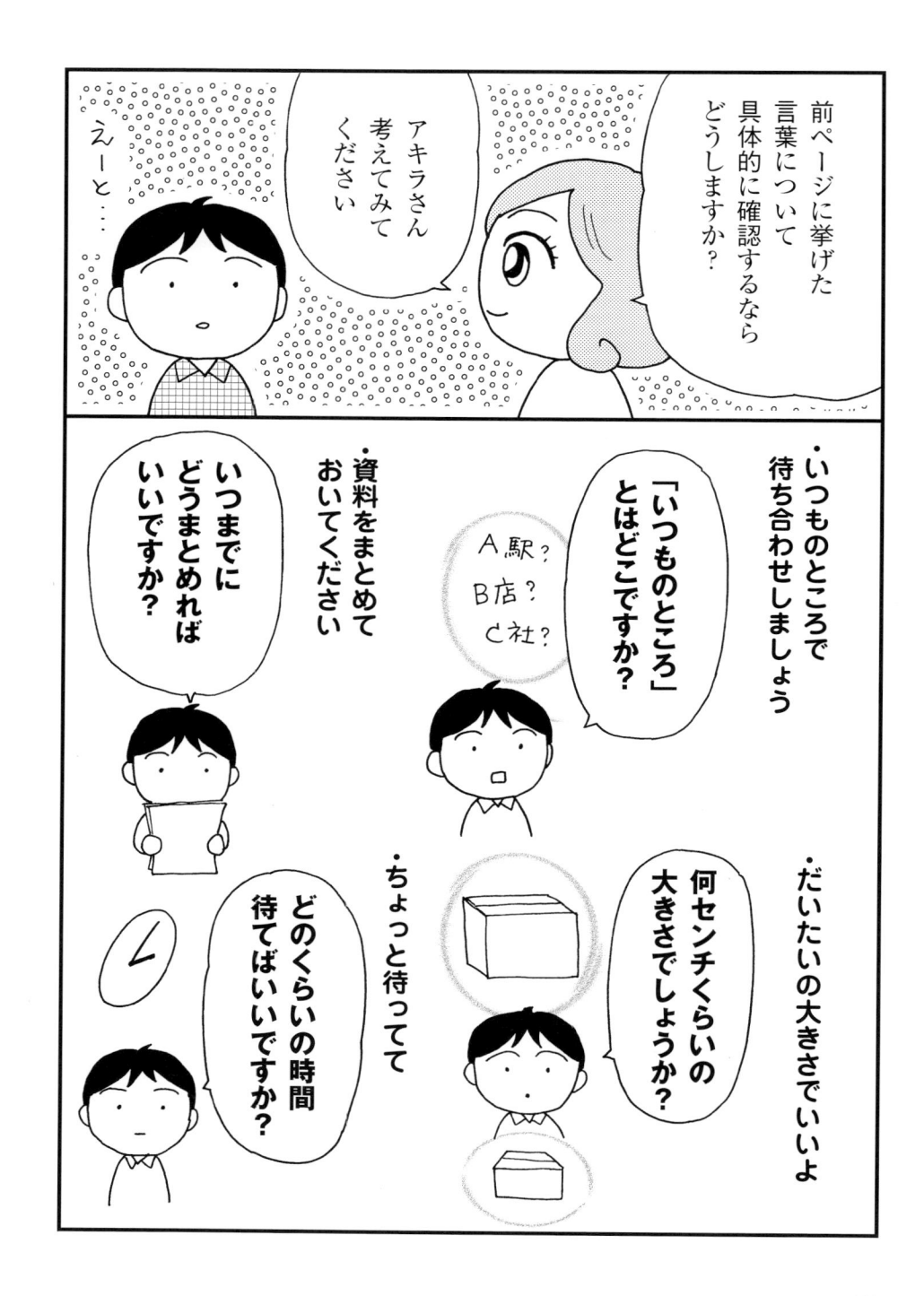

前ページに挙げた言葉について具体的に確認するならどうしますか？

アキラさん考えてみてください

えーと…

・いつものところで待ち合わせしましょう
　「いつものところ」とはどこですか？
　A駅？B店？C社？

・資料をまとめておいてください
　いつまでにどうまとめればいいですか？

・だいたいの大きさでいいよ
　何センチくらいの大きさでしょうか？

・ちょっと待ってて
　どのくらいの時間待てばいいですか？

74

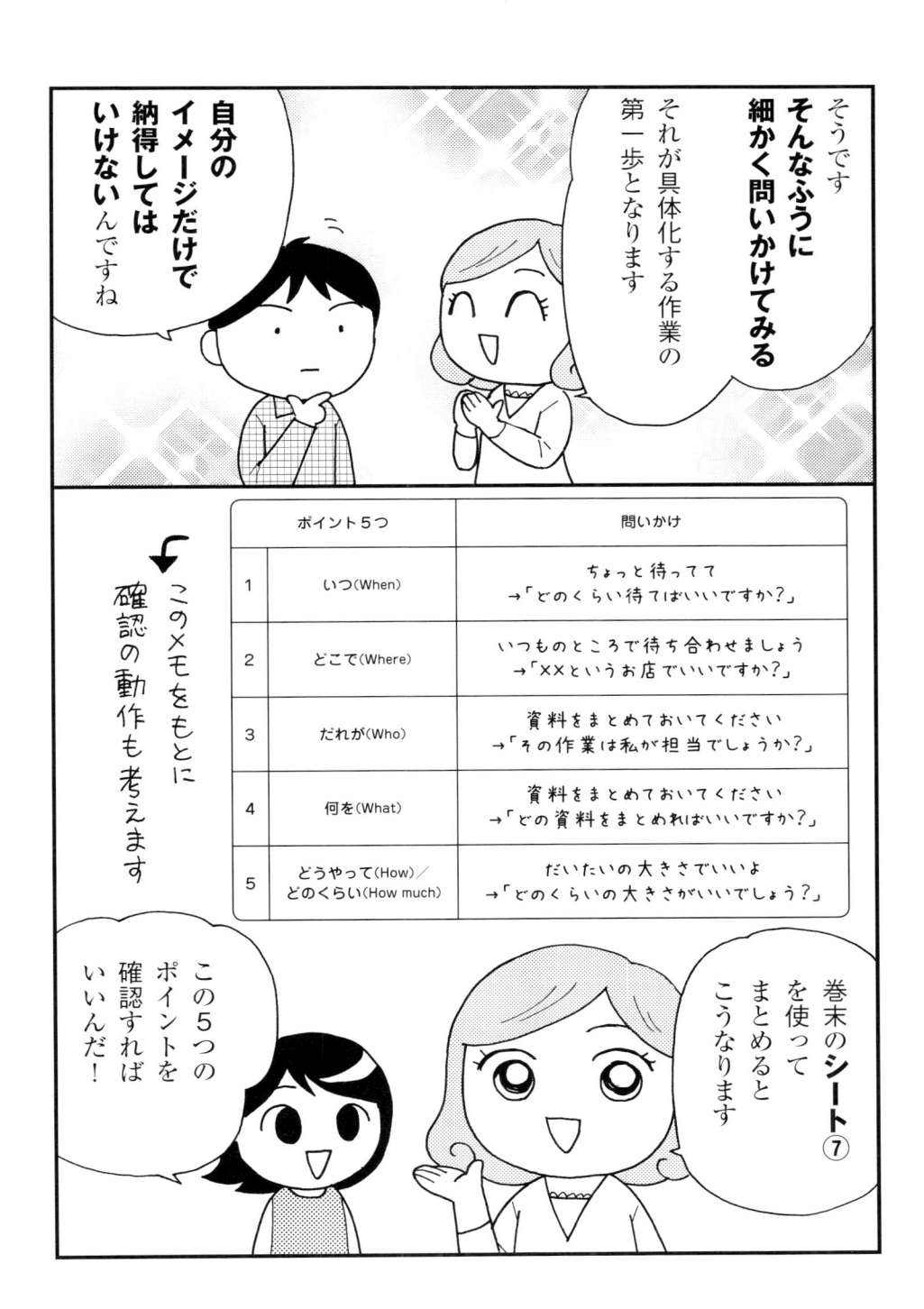

そうです
そんなふうに細かく問いかけてみる
それが具体化する作業の第一歩となります

自分のイメージだけで納得してはいけないんですね

	ポイント5つ	問いかけ
1	いつ(When)	ちょっと待ってて →「どのくらい待てばいいですか？」
2	どこで(Where)	いつものところで待ち合わせましょう →「××というお店でいいですか？」
3	だれが(Who)	資料をまとめておいてください →「その作業は私が担当でしょうか？」
4	何を(What)	資料をまとめておいてください →「どの資料をまとめればいいですか？」
5	どうやって(How)／どのくらい(How much)	だいたいの大きさでいいよ →「どのくらいの大きさがいいでしょう？」

このメモをもとに確認の動作も考えます

巻末のシート⑦を使ってまとめるとこうなります

この5つのポイントを確認すればいいんだ！

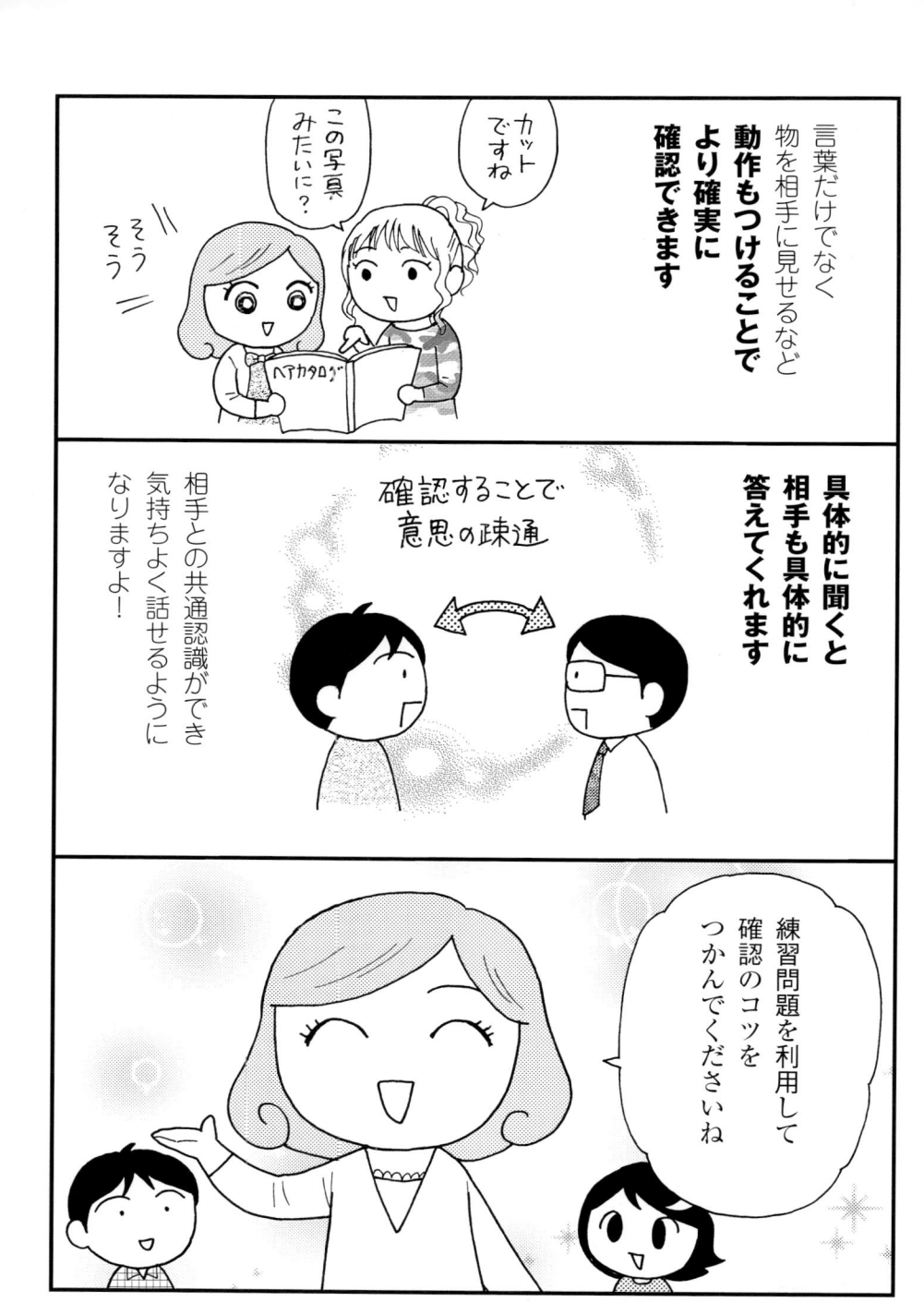

言葉だけでなく物を相手に見せるなど動作もつけることでより確実に確認できます

「カットですね」
「この写真みたいに?」
そうそう

具体的に聞くと相手も具体的に答えてくれます

確認することで意思の疎通

相手との共通認識ができ気持ちよく話せるようになりますよ!

練習問題を利用して確認のコツをつかんでくださいね

確認の練習

● 上司から不要になった書類を手渡されて、次のように言われました。細分化して、確認する方法を考えてみましょう。

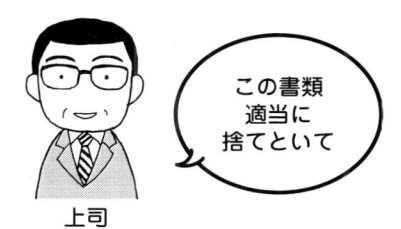

上司:「この書類 適当に 捨てといて」

1. 頼まれたことを細分化してみましょう（全部埋める必要はありません）。

	ポイント5つ	問いかけ
1	いつ（When）	
2	どこで（Where）	
3	だれが（Who）	
4	何を（What）	
5	どうやって（How）／どのくらい（How much）	

2. 確認のための言葉や動作を考えてみましょう。

確認の練習

● 日曜日に一緒に映画を見に行く予定の友達から、次のように言われました。細分化して、確認する方法を考えてみましょう。

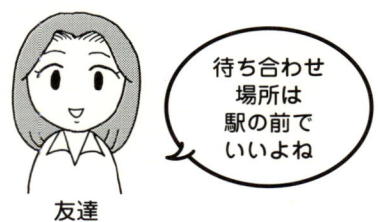

> 待ち合わせ場所は駅の前でいいよね

友達

1．頼まれたことを細分化してみましょう（全部埋める必要はありません）。

	ポイント5つ	問いかけ
1	いつ（When）	
2	どこで（Where）	
3	だれが（Who）	
4	何を（What）	
5	どうやって（How）／どのくらい（How much）	

2．確認のための言葉や動作を考えてみましょう。

確認の練習

● 会社で先輩社員から次のように指示されました。細分化して、確認する方法を考えてみましょう。

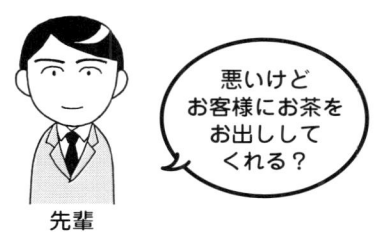

先輩：悪いけどお客様にお茶をお出ししてくれる？

1．頼まれたことを細分化してみましょう（全部埋める必要はありません）。

	ポイント5つ	問いかけ
1	いつ（When）	
2	どこで（Where）	
3	だれが（Who）	
4	何を（What）	
5	どうやって（How）／どのくらい（How much）	

2．確認のための言葉や動作を考えてみましょう。

ヤギシタのなるほど！コラム 1

会話のなかの「暗黙の了解」って何？

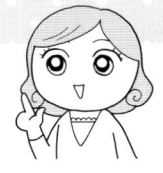

　言葉によるやり取りのなかでも、その状況に応じて相手の言葉の意味や、とらえ方を理解することは非常に難しいものです。言葉には、状況によってその意味が変わってしまう暗黙の了解があるのです。

　たとえば、会社で「お茶をいれて」といわれたら「日本茶をいれてください」の意味とは限りません。「お客様に飲み物を出してください」という意味で使われることもあります。「お茶にしましょう」も同様に「休憩しましょう」とか、お茶に限らず「何か飲みましょう」の意味になります。

　また、一般に社交辞令と呼ばれるものがあります。これは、その場を円滑に進めるときや、おつきあいの挨拶代わりに使います。たとえば、「では、また連絡させていただきます」という言葉は、すぐに連絡する用事がなくても別れ際に使う社交辞令の言葉だったりします。

　私たちの日常には、こういった、口に出して明言しないけれど、互いに理解や納得が得られている暗黙の了解に基づいて使われる言葉がたくさんあります。

　こういった言葉では、相手の言いたいことが明確に言葉で表現されていないため、相手の意図をくむことが苦手だったり、言葉をそのまま受け取ってしまったりする人にとっては、とても困ってしまう表現ですね。

　どの言葉を真に受けていいのかわからないほど、多様な言葉の使い方があるなかで、相手の伝えたいことを明確に理解するにはどうすればよいのでしょうか。

　まずは、そういった真に受けてはいけない言葉もある、ということを知っておいてください。そして、周囲に社交辞令が苦手であることを知らせておき、社交辞令に気がつかず本気にしてしまったら「すみません、本気にしてしまいました」などと言えるような環境にしておくといいですね。

　よく使われる社交辞令をいくつか挙げておきますので参考にしてください。

- 「つまらないものですが」→品物を渡す際によく使われます。これは相手に対して謙遜して述べている発言で、本当につまらない物を渡しているわけではありません。
- 「散らかっていますが」→お客様を招くときや案内するときによく使われます。これも謙遜して言っているので、本当に散らかっているとは限りません。
- 「いつかぜひ、伺わせてください」→文脈にもよりますが、社交辞令として使われることの多い言葉ですので、すぐに「いつにしますか」と返すのは、やめておきましょう。
- 「近くに来たらぜひ、寄ってください」→転居や結婚の報告によく使われます。「これからもよろしくお願いします」という程度の意味です。

Lesson 7
上手に お願いする方法

このレッスンのポイント

・「上手なお願い」とはどのようなものでしょうか。

・相手にお願いする前に、明確にしておくべきことは何でしょうか。

・「クッション言葉」にはどのようなものがありますか。

・なぜ「クッション言葉」が必要なのでしょうか。

職場にて——

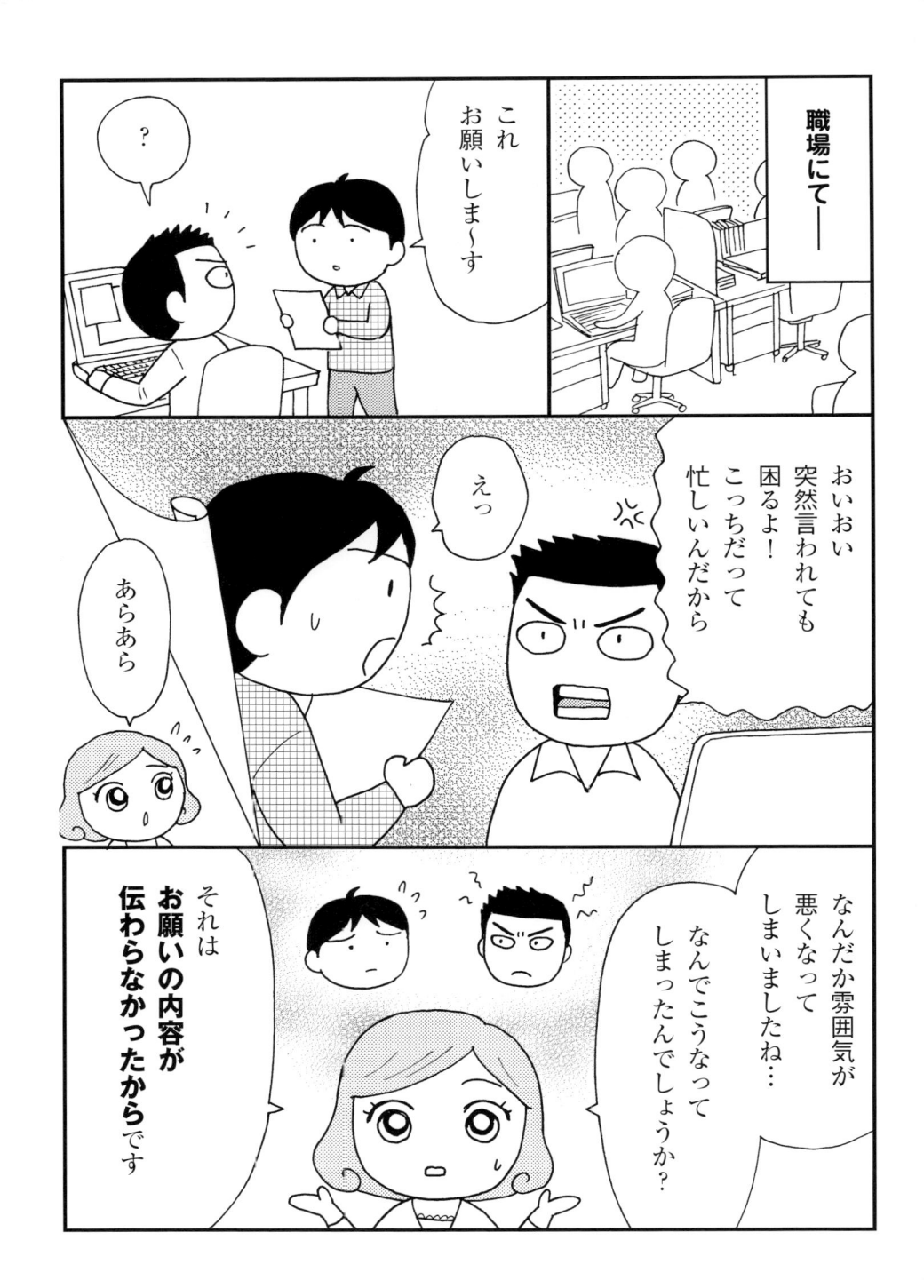

これお願いしま〜す

？

おいおい突然言われても困るよ！こっちだって忙しいんだから

えっ

あらあら

なんだか雰囲気が悪くなってしまいましたね…なんでこうなってしまったんでしょうか？

それは**お願いの内容が伝わらなかったから**です

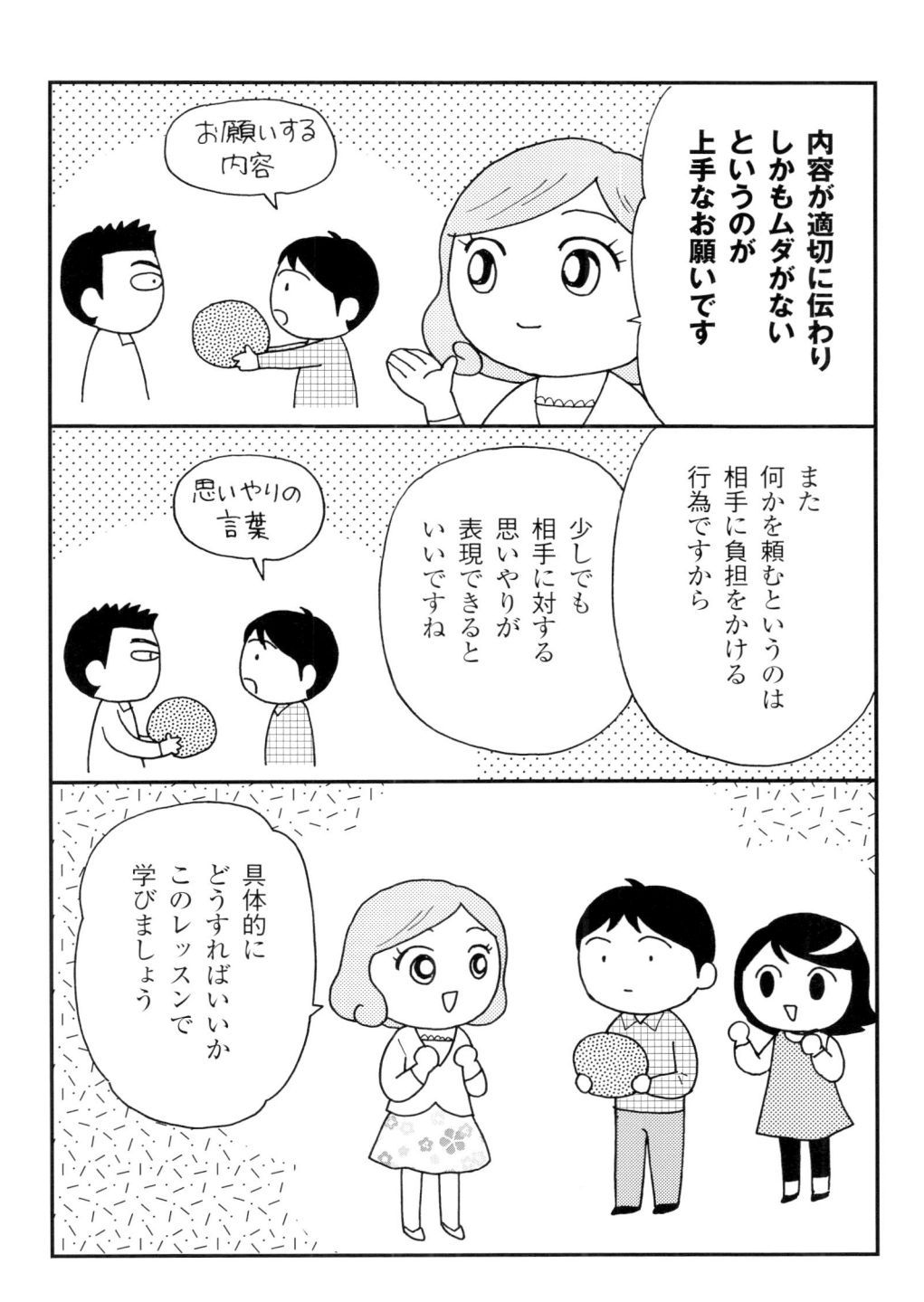

内容が適切に伝わりしかもムダがないというのが上手なお願いです

お願いする内容

また何かを頼むというのは相手に負担をかける行為ですから

少しでも相手に対する思いやりが表現できるといいですね

思いやりの言葉

具体的にどうすればいいかこのレッスンで学びましょう

① 頼みごとを具体的にする

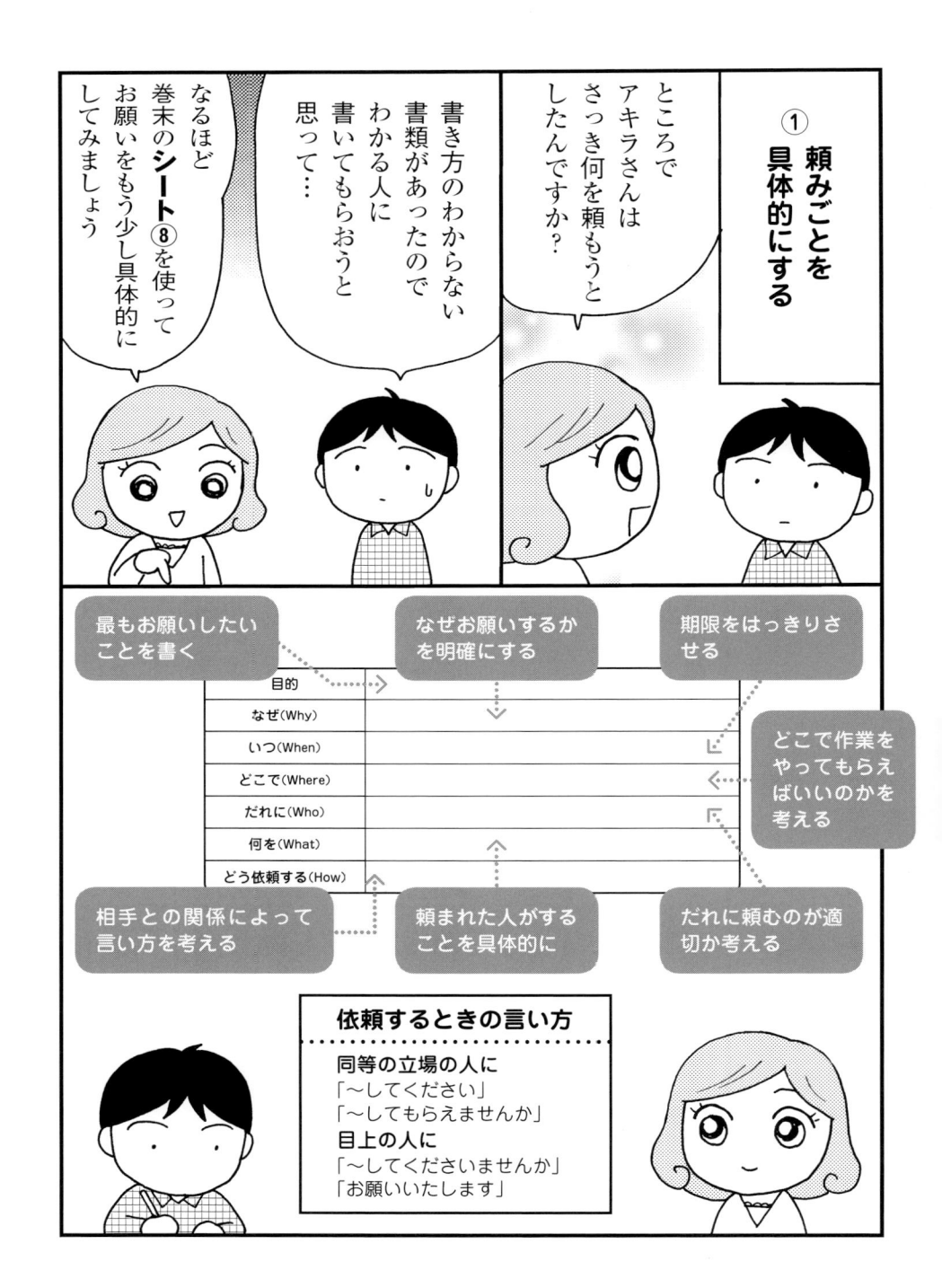

> ところでアキラさんはさっき何を頼もうとしたんですか？

> 書き方のわからない書類があったのでわかる人に書いてもらおうと思って…

> なるほど 巻末のシート⑧を使ってお願いをもう少し具体的にしてみましょう

- 最もお願いしたいことを書く
- なぜお願いするかを明確にする
- 期限をはっきりさせる

目的	
なぜ(Why)	
いつ(When)	
どこで(Where)	
だれに(Who)	
何を(What)	
どう依頼する(How)	

- どこで作業をやってもらえばいいのかを考える
- 相手との関係によって言い方を考える
- 頼まれた人がすることを具体的に
- だれに頼むのが適切か考える

依頼するときの言い方

同等の立場の人に
「～してください」
「～してもらえませんか」

目上の人に
「～してくださいませんか」
「お願いいたします」

このシートを埋めるときのポイントは「相手にいちばん伝えたいこと」を明確にすることです

自分の言いたいことを確認する作業——と考えてもいいでしょう

書けました

目的	かわりにやってほしい
なぜ(Why)	どんな内容を書けばいいかわからないから
いつ(When)	時間のあるときに
どこで(Where)	デスクで
だれに(Who)	同僚の中島さんに
何を(What)	書類の記入を
どう依頼する(How)	してもらえませんか

ここで書きだした項目を少しアレンジして文章にすればちゃんとした依頼の言葉になります

どんな内容を書けばいいかわからないから時間のあるときにこの書類の記入をしてもらえませんか

Lesson 7　上手にお願いする方法

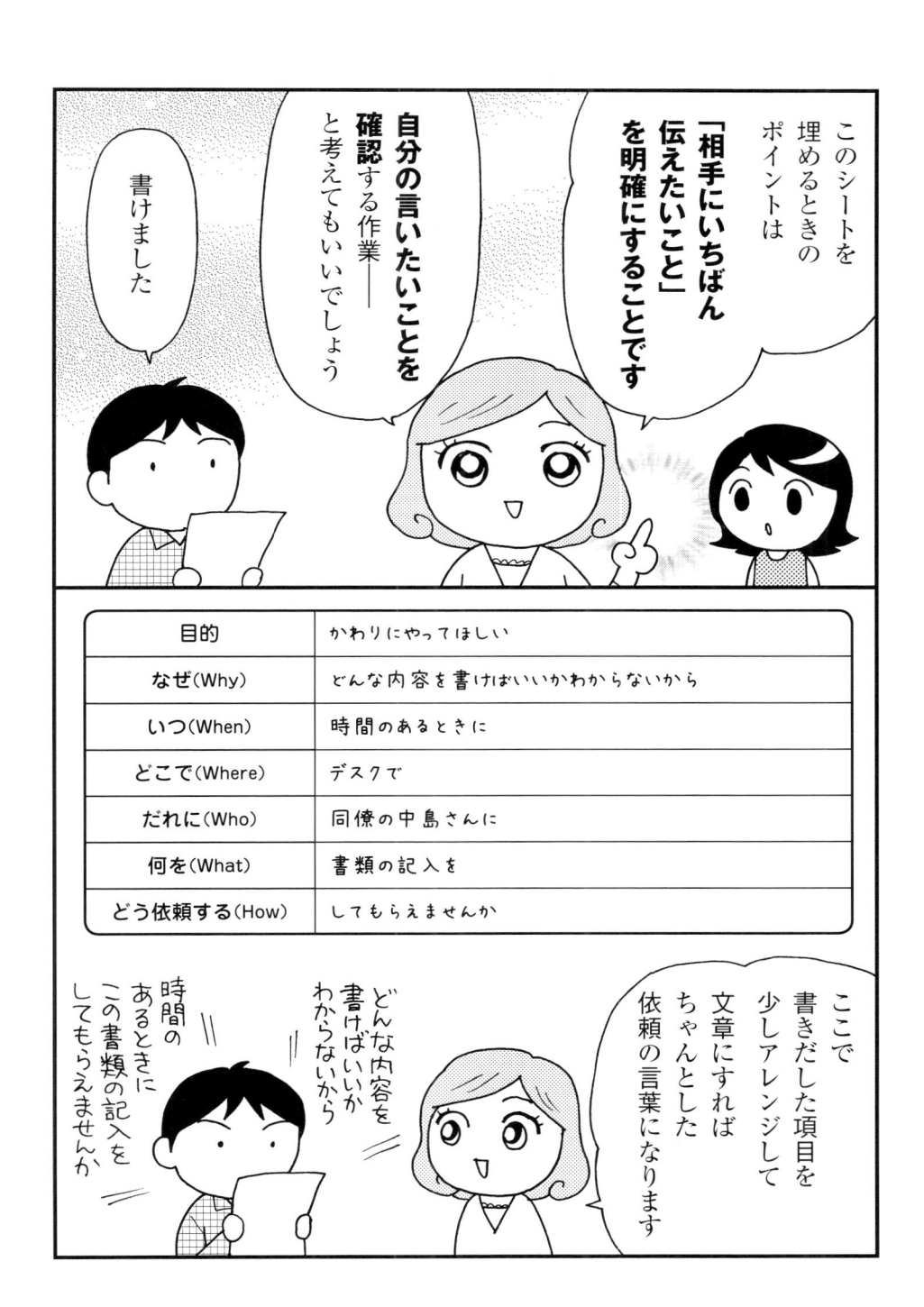

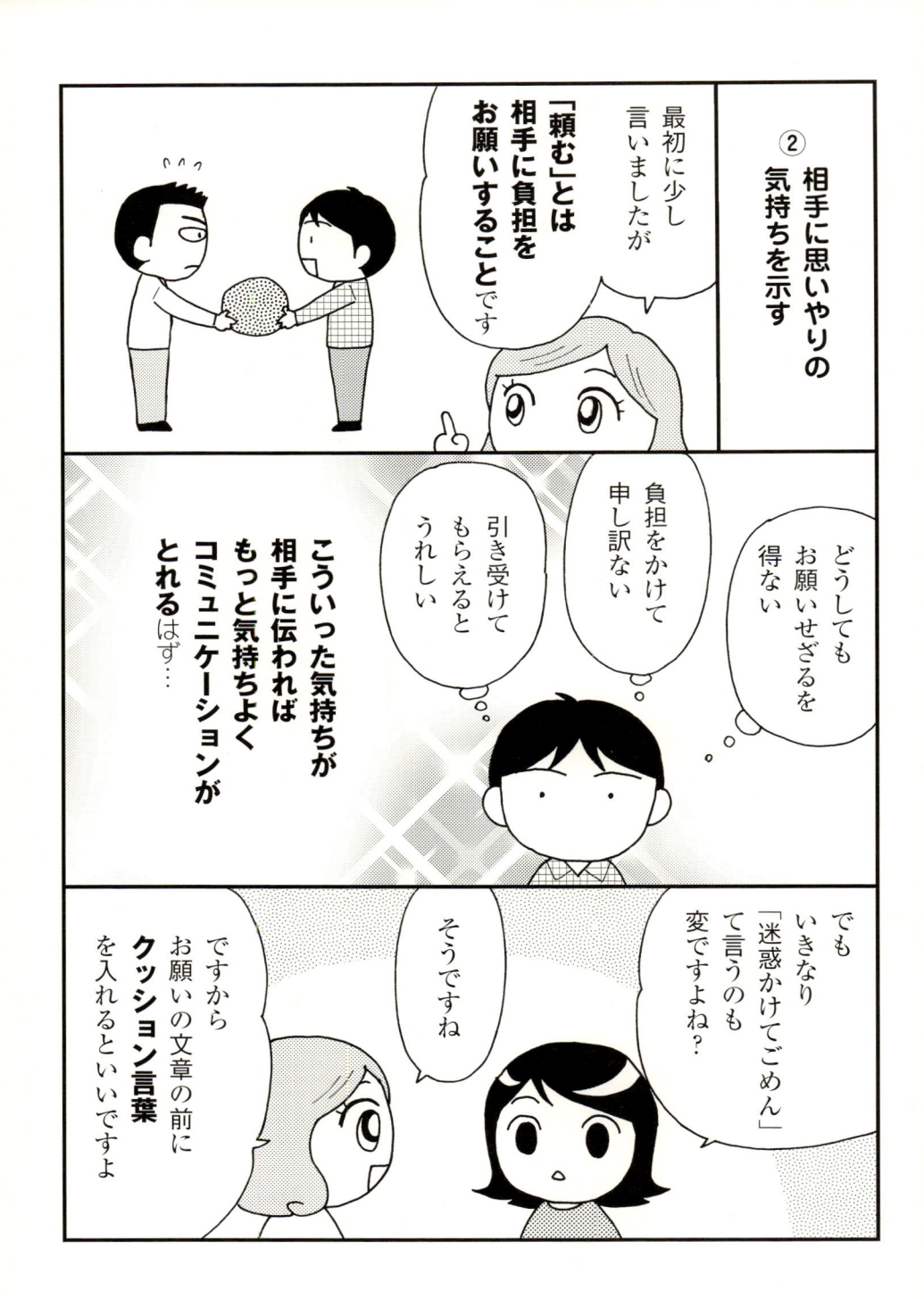

② 相手に思いやりの気持ちを示す

最初に少し言いましたが「頼む」とは相手に負担をお願いすることです

どうしてもお願いせざるを得ない

負担をかけて申し訳ない

引き受けてもらえるとうれしい

こういった気持ちが相手に伝わればもっと気持ちよくコミュニケーションがとれるはず…

でもいきなり「迷惑かけてごめん」て言うのも変ですよね？

そうですね

ですからお願いの文章の前に**クッション言葉**を入れるといいですよ

クッション言葉の例

家族や親しい友人に	・頼むよ ・やってほしいことがあるの	・頼みがあるんだけど ・お願いがあるんだけど
職場の同僚や先輩に	・ちょっといいですか ・すみませんが	・お願いします ・申し訳ありませんが
上司など目上の人に	・お忙しいところすみませんが ・恐れ入りますが	・誠に恐縮ですが ・誠に申し訳ございませんが

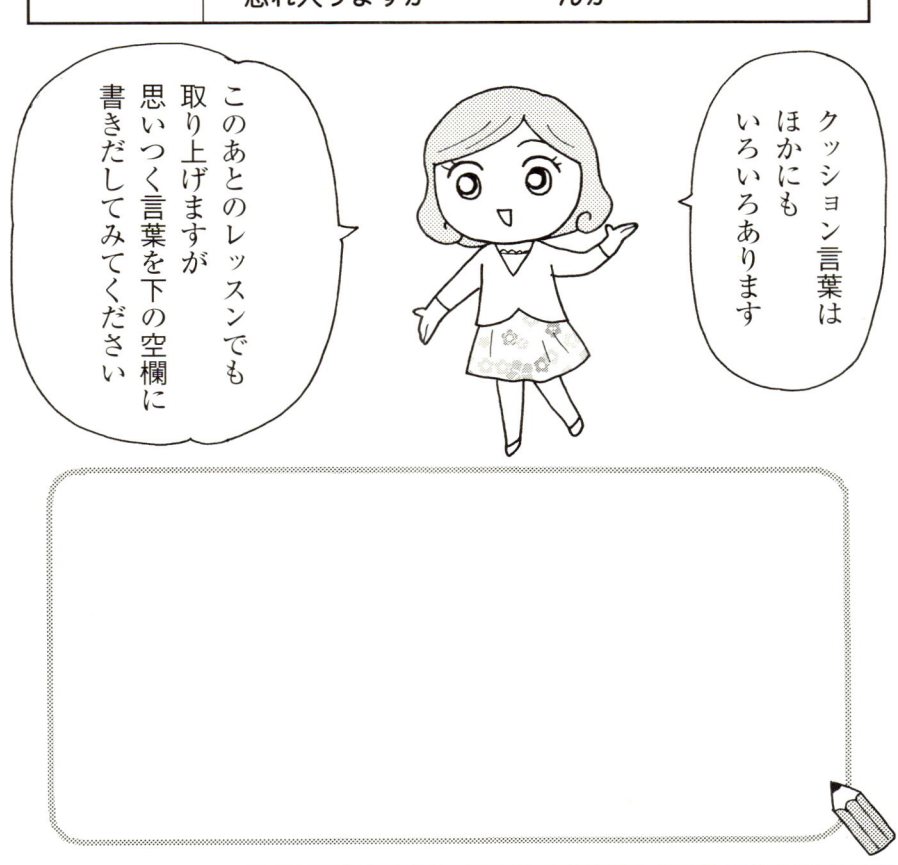

このあとのレッスンでも取り上げますが、思いつく言葉を下の空欄に書きだしてみてください

クッション言葉はほかにもいろいろあります

Lesson 7　上手にお願いする方法

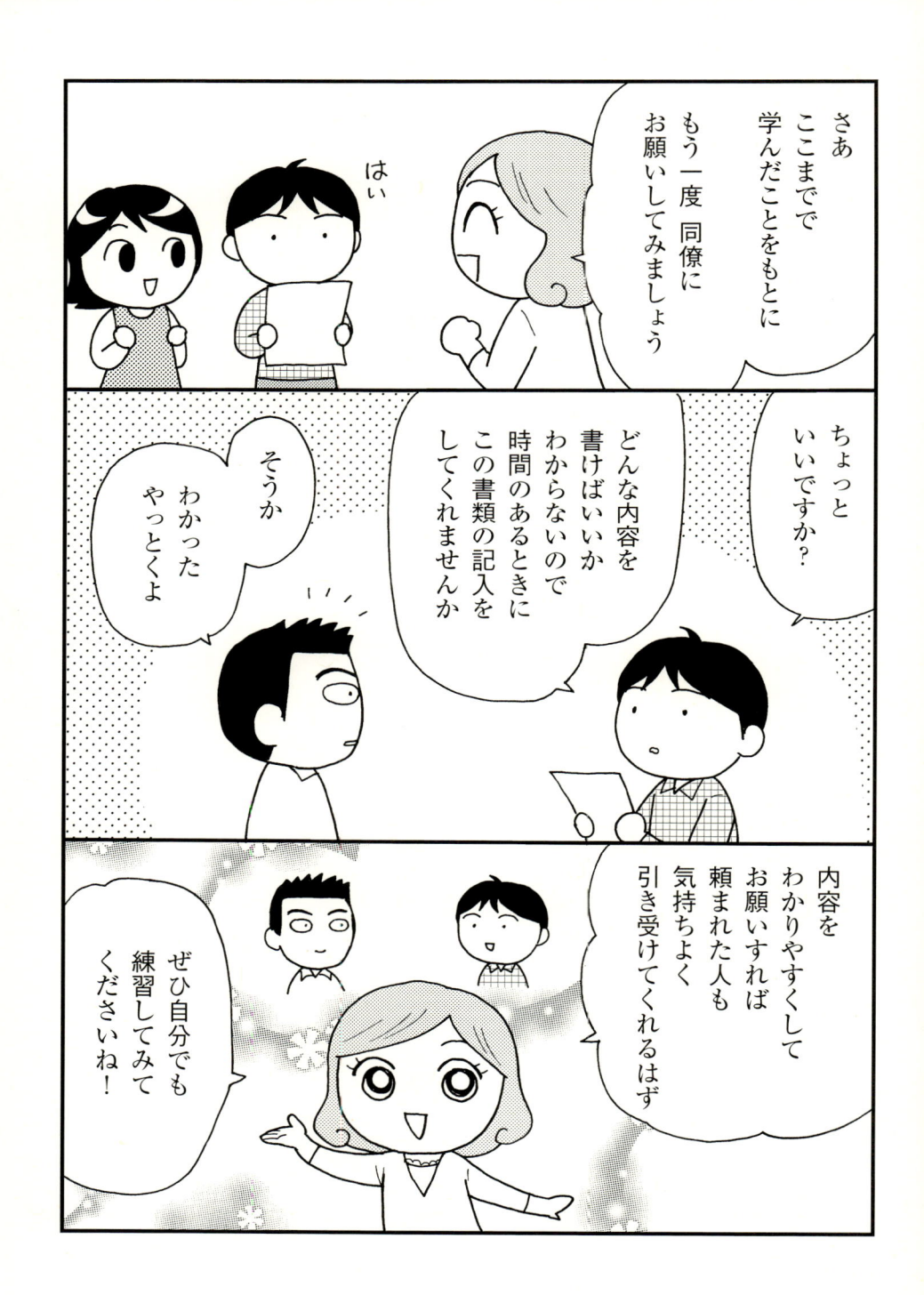

さあ ここまで学んだことをもとに もう一度 同僚にお願いしてみましょう

はい

ちょっといいですか？

どんな内容を書けばいいかわからないので 時間のあるときにこの書類の記入をしてくれませんか

そうか わかった やっとくよ

内容をわかりやすくしてお願いすれば 頼まれた人も気持ちよく引き受けてくれるはず

ぜひ自分でも練習してみてくださいね！

お願いの練習

● 次のような場合、どうお願いすればいいでしょうか。考えてみましょう。

《シチュエーション》
大学の先生から「期末レポートを提出するように」と指示されました。ところがあなたは、いつまでに提出すればいいかわかりません。何をどうお願いすればいいでしょうか。

１．何をお願いすればいいか、考えてみましょう。

目的	
なぜ（Why）	
いつ（When）	
どこで（Where）	
だれに（Who）	
何を（What）	
どう依頼する（How）	

２．書きだしたことをもとに、クッション言葉を使ってお願いの言葉をつくってみましょう。

―――――――――――――――――――――――――――――――

お願いの練習

● 次のような場合、どうお願いすればいいでしょうか。考えてみましょう。

《シチュエーション》
あなたは会社にいます。会議中に、200ページある資料が50部足りないことがわかり、至急コピーしなければならなくなりました。同僚に手伝ってもらいたいところです。

１．何をお願いすればいいか、考えてみましょう。

目的	
なぜ（Why）	
いつ（When）	
どこで（Where）	
だれに（Who）	
何を（What）	
どう依頼する（How）	

２．書きだしたことをもとに、クッション言葉を使ってお願いの言葉をつくってみましょう。

お願いの練習

● 次のような場合、どうお願いすればいいでしょうか。考えてみましょう。

《シチュエーション》
友達から教えてもらった電話番号をメモしたいのですが、あなたは紙もペンも持っていません。友達から借りたいのですが、どうお願いすればいいでしょうか。

1．何をお願いすればいいか、考えてみましょう。

目的	
なぜ（Why）	
いつ（When）	
どこで（Where）	
だれに（Who）	
何を（What）	
どう依頼する（How）	

2．書きだしたことをもとに、クッション言葉を使ってお願いの言葉をつくってみましょう。

ヤギシタのなるほど！コラム 2
身だしなみを整えて好感度アップ！

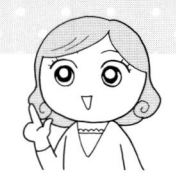

　人とのおつきあいのなかで大切なこととして「身だしなみ」があります。

　出かける際に「服装」を気にする人は多いと思います。人は、その場に合わせて服装を変えて周囲との調和をとったり、服装で印象を変えることで、自己を強調したりすることができます。

　人と直接会って話をするときは、言葉のやり取りと同じくらい、身だしなみから与える印象が重要になります。不潔な恰好や、場に合わない服を着ていると、他人から「この人とは話をしたくないな」とか、「常識のない人だ」と思われることもあるでしょう。

　では、そう思われないためには、どうしたらよいのでしょうか。

　基本的なことですが、出勤するときは、清潔感のある品のよい服装で、なおかつ機能的なものがよいですね。多くの場合はスーツでしょう。ショッピングや散歩程度なら軽装にするなど、さまざまな場面に合った服装を選んで出かけるとよいでしょう。

　この基本を守って身支度をすませたら、必ず鏡を見てチェックをしましょう。どんな場合にも、よれよれのシャツや汚れたズボンといった服装では、よい印象は与えられません。さらに男性ならば髭はそっているか、女性であれば化粧は適切かなどの点についても「身だしなみ」として気を配りたいものですね。

　私的な場へ出かける際にもチェックは必要ですが、公的な場での身だしなみは、下記のチェック表を使い、忘れ物チェックも同時におこないましょう。

身だしなみチェック表
- [ ] 場に合うように考えて服装を選んでいるか
- [ ] シャツやズボンはアイロンがかかっているか
- [ ] 襟や袖は汚れていないか
- [ ] 裾やボタンのほつれはないか
- [ ] 爪はきれいに切ってあるか
- [ ] 靴は汚れていないか
- [ ] 髪に寝癖はついていないか
- [ ] ネクタイはまがっていないか
- [ ] ストッキングは伝線していないか
- [ ] 化粧は濃すぎではないか

忘れ物チェック表
- [ ] 財布
- [ ] 定期券
- [ ] 携帯電話
- [ ] 名刺
- [ ] ハンカチ、ちり紙
- [ ] 時計
- [ ] スケジュール帳

Lesson 8
報告・連絡・相談をするには

このレッスンのポイント

・「報告」「連絡」「相談」それぞれの定義は何でしょうか。

・話す内容はどのようなポイントに沿って整理するとよいでしょうか。

・本題に入る前に、「クッション言葉」のほかに添える言葉には何がありますか。

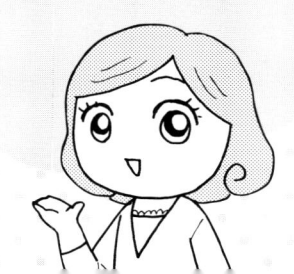

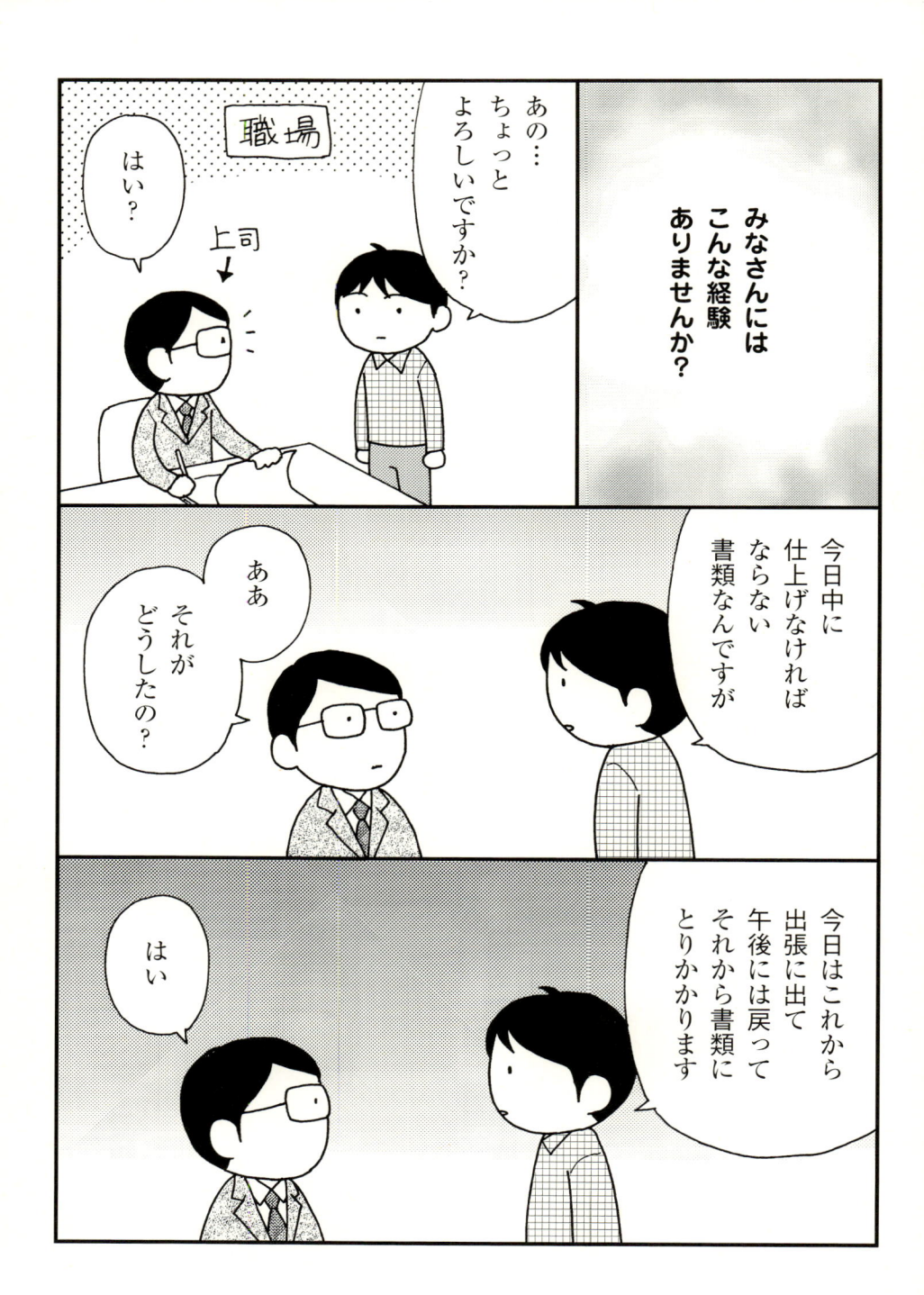

みなさんには こんな経験 ありませんか?

職場

上司→

あの… ちょっと よろしいですか?

はい?

今日中に仕上げなければならない書類なんですが

ああ それが どうしたの?

今日はこれから出張に出て午後には戻ってそれから書類にとりかかります

はい

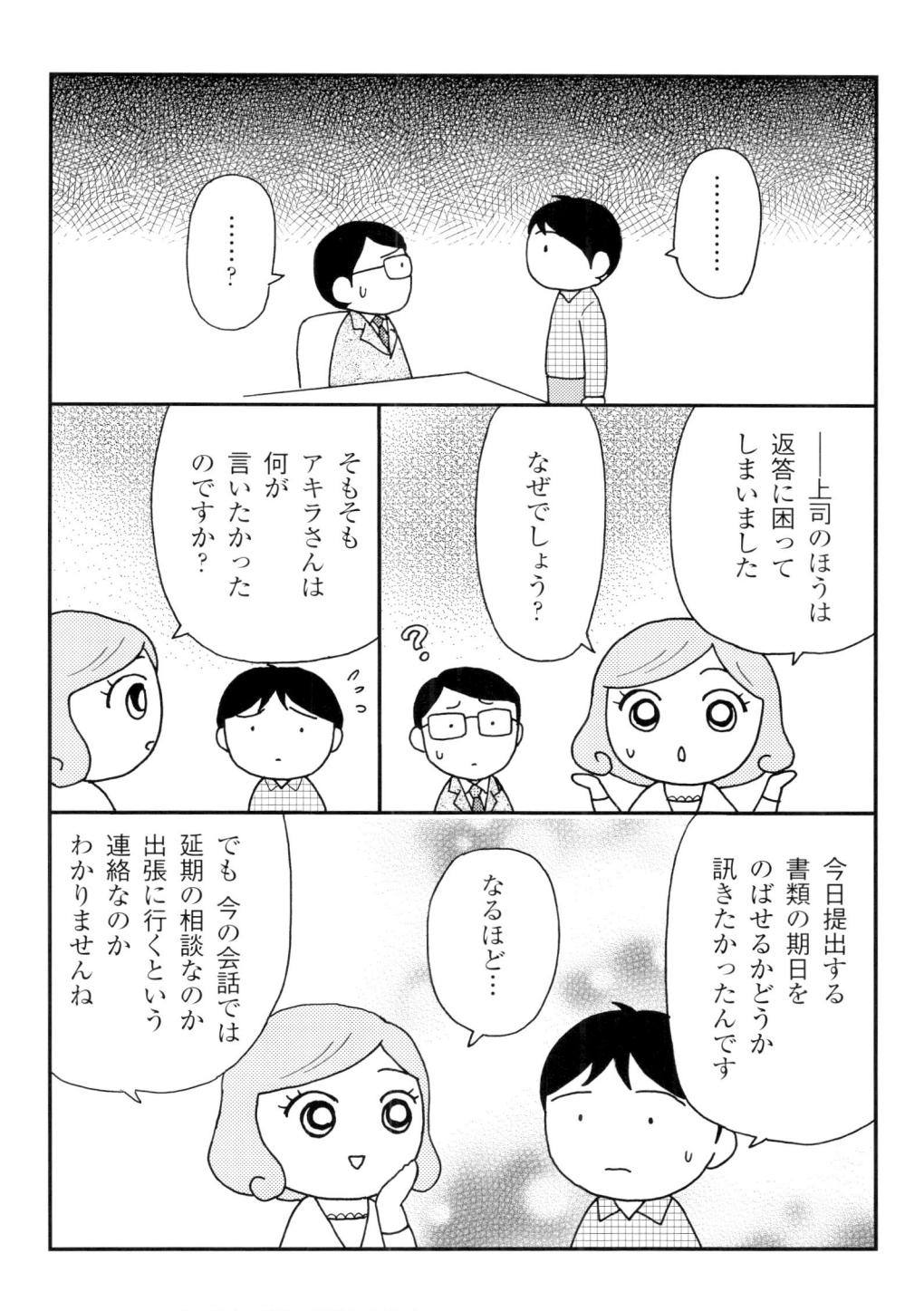

……？

……

——上司のほうは返答に困ってしまいました

なぜでしょう？

そもそもアキラさんは何が言いたかったのですか？

今日提出する書類の期日をのばせるかどうか訊きたかったんです

なるほど…

でも今の会話では延期の相談なのか出張に行くという連絡なのかわかりませんね

職場での会話内容は仕事に関する報告・連絡・相談のどれかであることが多いです

報告・連絡・相談
ホウコク・レンラク・ソウダン
まとめて「ホウレンソウ」

このレッスンではこの報告・連絡・相談をどんなときに使うか整理してみます

定義			
報告	経過や結果を知らせること		
連絡	情報を互いに知らせること通知すること		
相談	問題の解決のため2人以上で話し合うこと他人の意見を聞くこと		

どうしましょうか

これから行きます

AはBになりました

なるほど～

この定義をよくおぼえておいてくださいね

そのうえで行動に出る前に自分がどれをしようとしているか考えて確認するといいですよ！

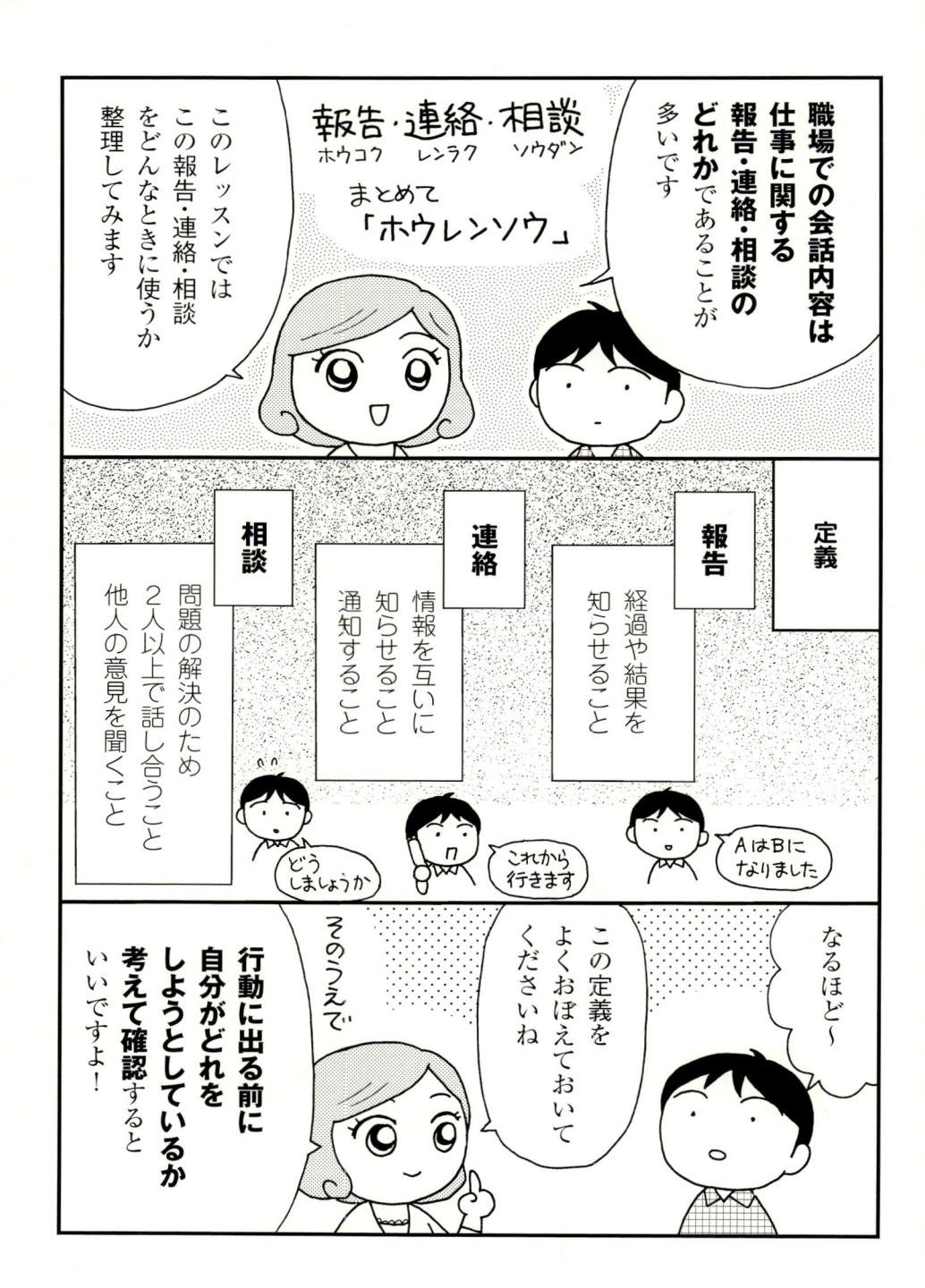

1 話す内容を整理する

まずは言いたいことを整理してみましょう

過不足なく話すことができるようになります

整理するときは巻末の**シート⑨**を使うといいですよ！

話したいこと：		
1	いつ(When)	
2	どこで(Where)	
3	だれが(Who)	
4	何を(What)	
5	なぜ(Why)	
6	どうする(How)	

これは…いわゆる5W1Hってやつですね！

そう！うまく分類できない内容については空欄を使います

Lesson 8　報告・連絡・相談をするには

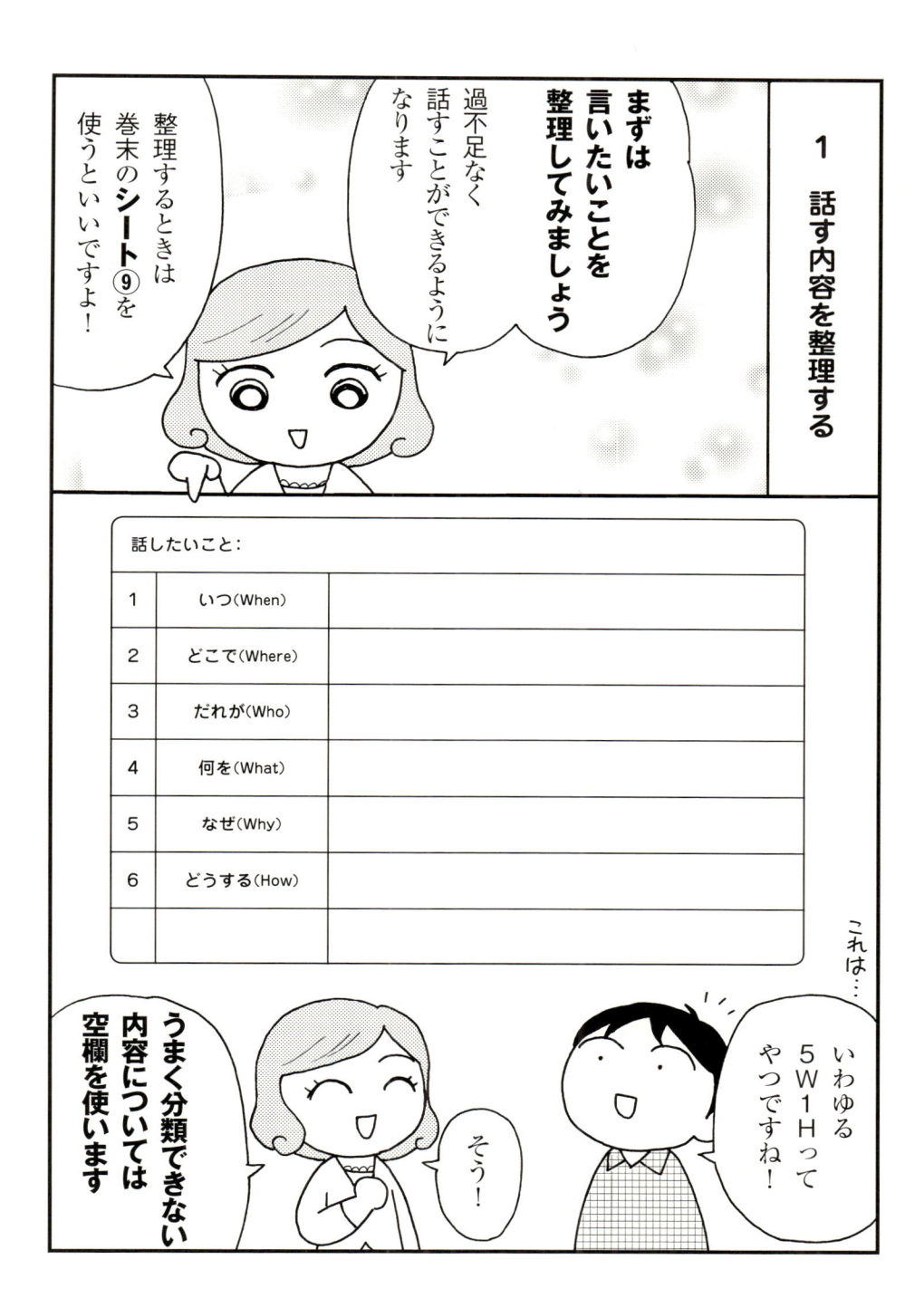

では ためしに——

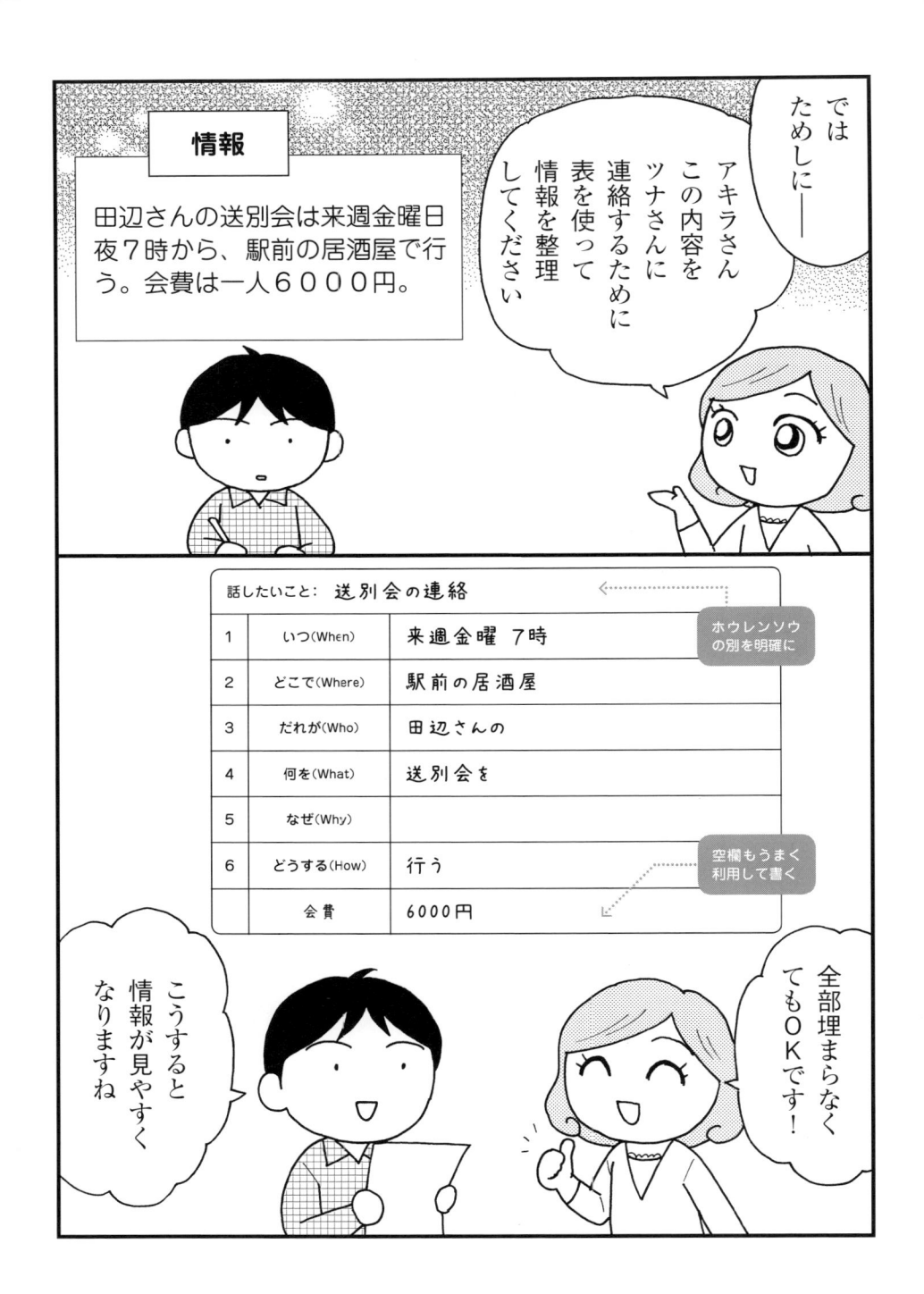

アキラさん この内容をツナさんに連絡するために表を使って情報を整理してください

情報

田辺さんの送別会は来週金曜日夜7時から、駅前の居酒屋で行う。会費は一人6000円。

	話したいこと：	送別会の連絡
1	いつ(When)	来週金曜 7時
2	どこで(Where)	駅前の居酒屋
3	だれが(Who)	田辺さんの
4	何を(What)	送別会を
5	なぜ(Why)	
6	どうする(How)	行う
	会費	6000円

ホウレンソウの別を明確に

空欄もうまく利用して書く

こうすると情報が見やすくなりますね

全部埋まらなくてもOKです！

2. メモをもとに話す

相手に伝えるときはクッション言葉を加えると受け入れられやすくなりますよ

クッション言葉の例
- お世話になっております
- いつもありがとうございます
- お疲れさまです
- お忙しいところすみません
- 少しよろしいですか
- いまお話できますか

続けて本題に入る前にこのように相手に伝えると話の目的がより明確になります

- ご報告ですが…
- ご連絡があるのですが…
- ご相談したいことがあるのですが…

↑ ホウレンソウのどれなのか言っておくと 相手にわかりやすい

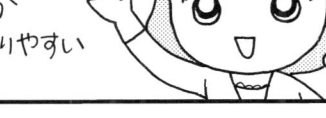

クッション言葉も話しかける相手によって使い分けたほうがいいですよね？

- お世話になっております
- いつもありがとうございます

← お客様や取引先

上司や同僚 →

- お疲れさまです
- お忙しいところすみません

そうですね いろいろ研究してみるといいですよ

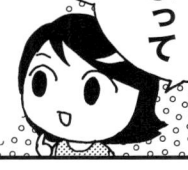

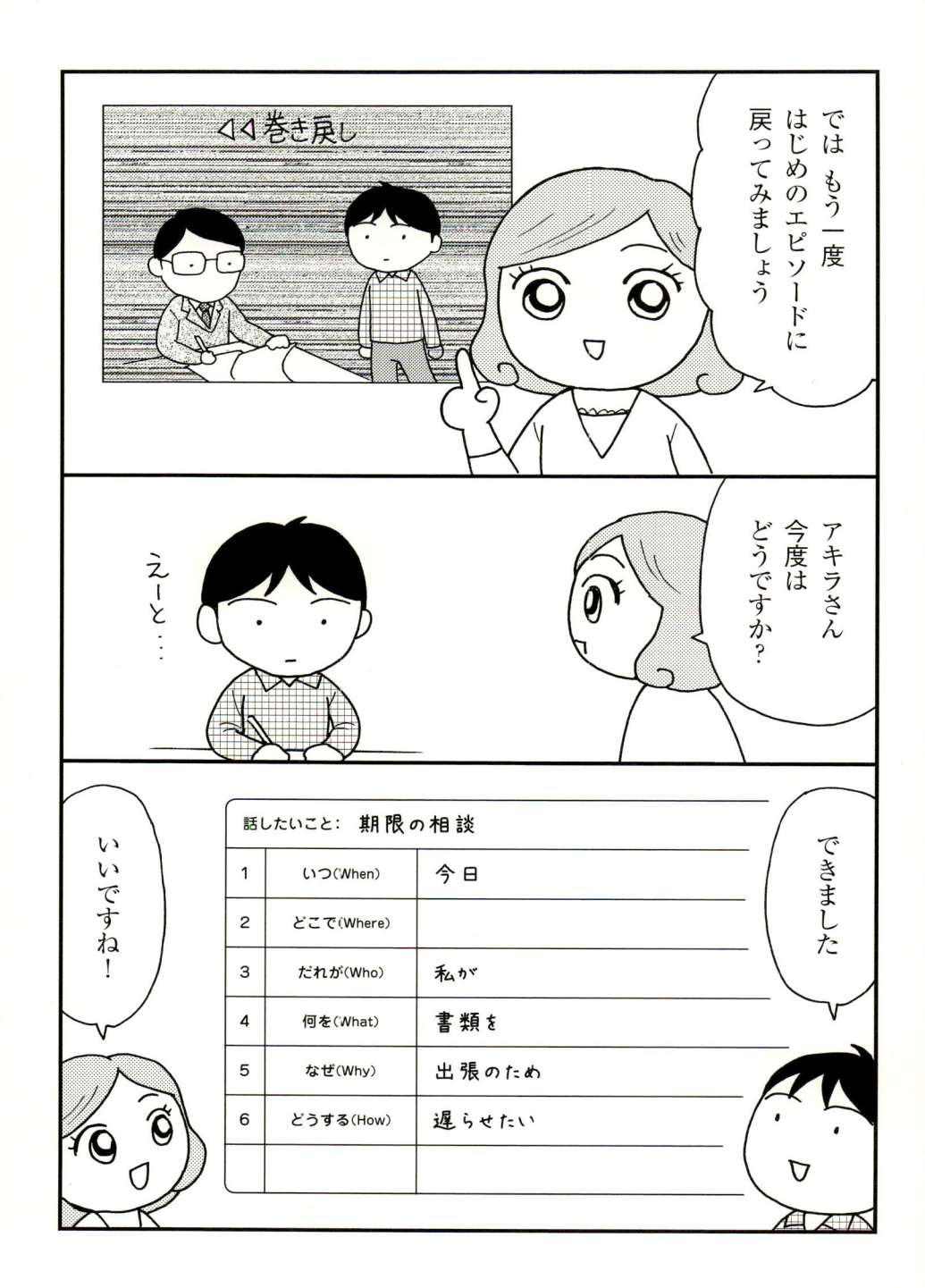

ではもう一度はじめのエピソードに戻ってみましょう

◀◀巻き戻し

アキラさん今度はどうですか？

えーと…

話したいこと：	期限の相談	
1	いつ(When)	今日
2	どこで(Where)	
3	だれが(Who)	私が
4	何を(What)	書類を
5	なぜ(Why)	出張のため
6	どうする(How)	遅らせたい

いいですね！

できました

Lesson 8 報告・連絡・相談をするには

- お疲れさまです
- お忙しいところすみません
- 少々お時間よろしいですか

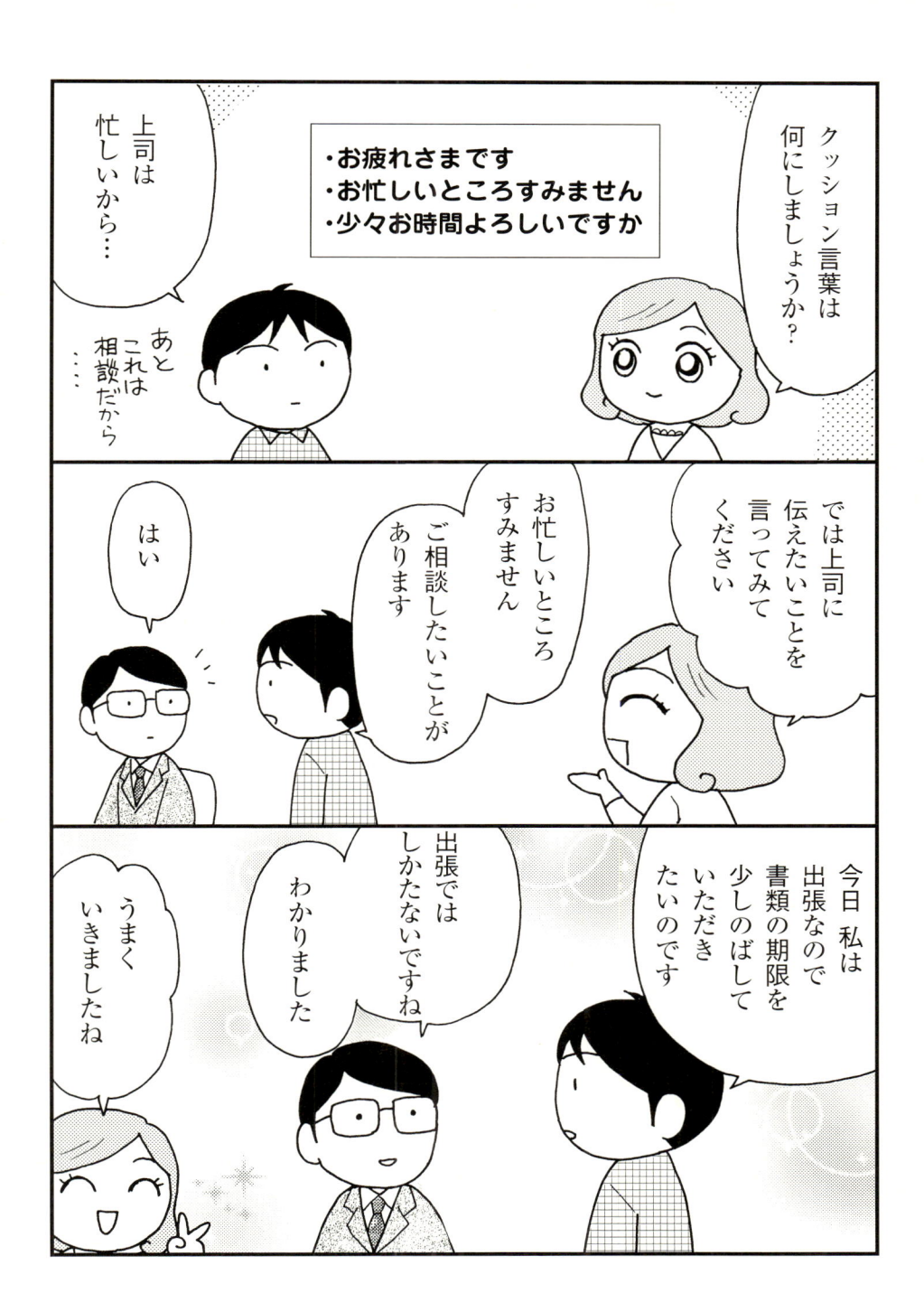

クッション言葉は何にしましょうか？

上司は忙しいから…

あとこれは相談だから…

では上司に伝えたいことを言ってみてください

お忙しいところすみません ご相談したいことがあります

はい

今日私は出張なので書類の期限を少しのばしていただきたいのです

出張ではしかたないですね

わかりました

うまくいきましたね

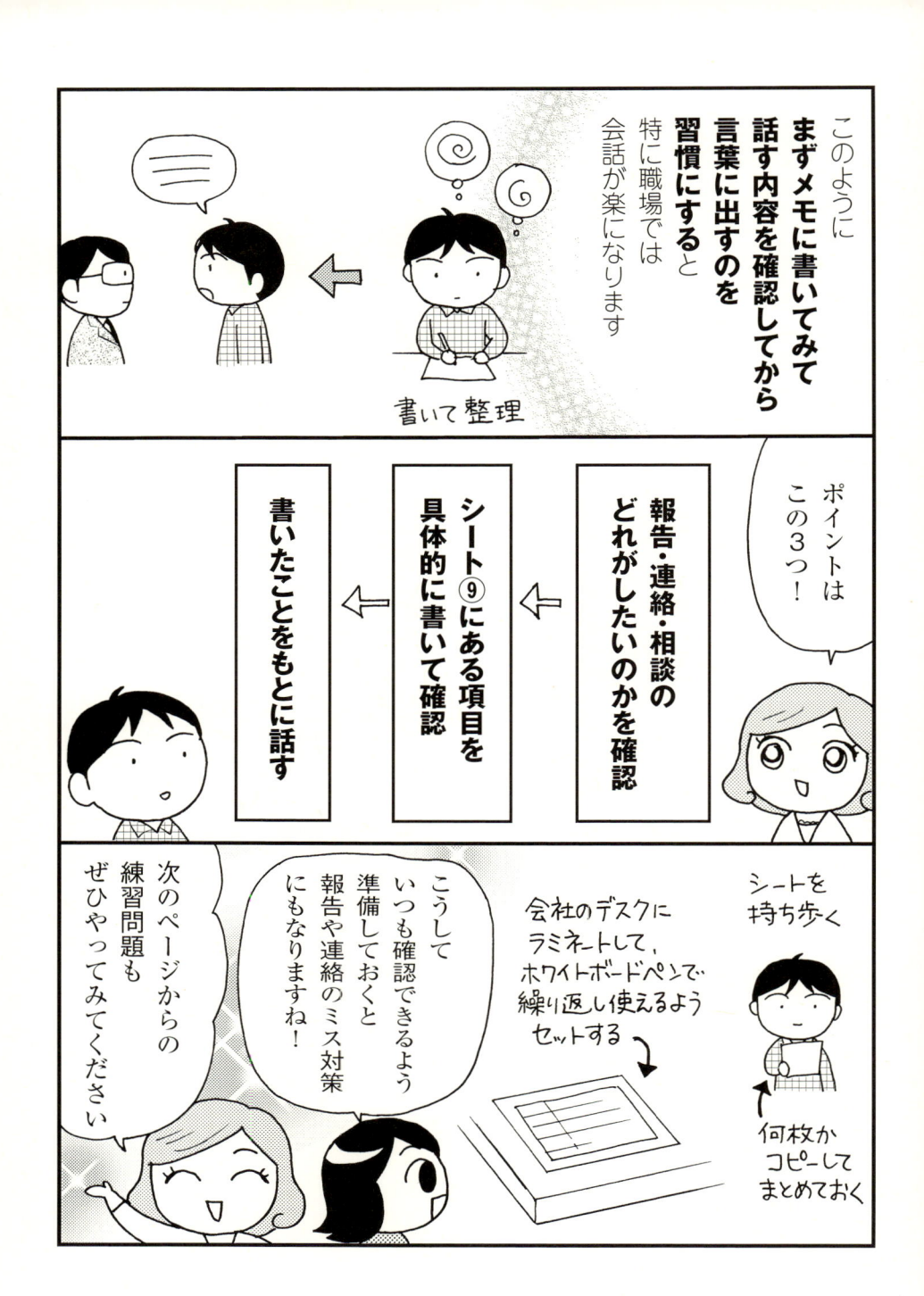

このように まずメモに書いてみて話す内容を確認してから言葉に出すのを習慣にすると 特に職場では会話が楽になります

書いて整理

ポイントはこの3つ！

報告・連絡・相談のどれがしたいのかを確認

シート⑨にある項目を具体的に書いて確認

書いたことをもとに話す

シートを持ち歩く

会社のデスクにラミネートして、ホワイトボードペンで繰り返し使えるようセットする

何枚かコピーしてまとめておく

こうしていつも確認できるよう準備しておくと報告や連絡のミス対策にもなりますね！

次のページからの練習問題もぜひやってみてください

報告・連絡・相談の練習

- あなたは、以下のことを伝えなければならなくなりました。話したいことが「報告・連絡・相談」のどれであるか考え、内容を整理してみましょう。

[1] あなたは出張先から、午後3時に自分の会社に戻る予定でした。ところが、悪天候で飛行機の出発が遅れるため、戻りが午後6時になりそうです。遅れることを、電話で上司に伝えねばなりません。

1．何を報告／連絡／相談すればよいか考えてみましょう。

_____ を　報告　／　連絡　／　相談　する。
　　　（話　す　内　容）　　　　　　　　（○をつけましょう）

2．話す内容を整理してみましょう。うまく当てはまらないものは空欄を利用します。

話したいこと：		
1	いつ(When)	
2	どこで(Where)	
3	だれが(Who)	
4	何を(What)	
5	なぜ(Why)	
6	どうする(How)	

3．クッション言葉を使って、実際に話す文章をつくってみましょう。

_____

報告・連絡・相談の練習

[2] 上司から、「取引先の大山さんと話がしたい。いつなら訪問できるか、日時の候補をいくつか挙げてもらってくれ」と言われました。大山さんに何をどう伝えればいいか、自分の話したいことが「報告・連絡・相談」のどれであるか考え、話す内容を整理してみましょう。

1．何を報告／連絡／相談すればよいか考えてみましょう。

　_____ を　　報告　／　連絡　／　相談　　する。
　　　　　　（話　す　内　容）　　　　　　　　　　　（○をつけましょう）

2．話す内容を整理してみましょう。うまく当てはまらないものは空欄を利用します。

話したいこと：		
1	いつ(When)	
2	どこで(Where)	
3	だれが(Who)	
4	何を(What)	
5	なぜ(Why)	
6	どうする(How)	

3．クッション言葉を使って、実際に話す文章をつくってみましょう。

報告・連絡・相談の練習 ステップアップ!

[3] 先ほどの[2]に登場した大山さんから、電話口で次のように言われました。
「5日の13時か、7日の16時からならあいてますよ」
あなたの上司に何をどう伝えればいいか、自分の話したいことが「報告・連絡・相談」のどれであるか考え、話す内容を整理してみましょう。

1. 何を報告／連絡／相談すればよいか考えてみましょう。

＿＿＿＿＿＿＿＿＿＿＿＿＿＿＿＿＿＿を　報告　／　連絡　／　相談　する。
　　　　（話　す　内　容）　　　　　　　　（○をつけましょう）

2. 話す内容を整理してみましょう。うまく当てはまらないものは空欄を利用します。

話したいこと：		
1	いつ(When)	
2	どこで(Where)	
3	だれが(Who)	
4	何を(What)	
5	なぜ(Why)	
6	どうする(How)	

3. クッション言葉を使って、実際に話す文章をつくってみましょう。

Practice
ディスカッションしてみよう

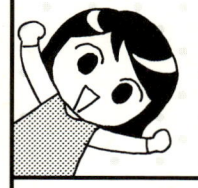

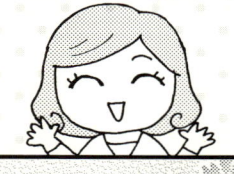

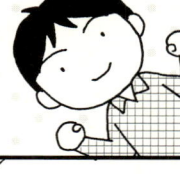

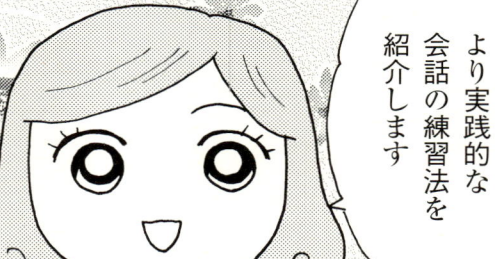

ここではより実践的な会話の練習法を紹介します

ワールド・カフェという手法をヒントに私なりにアレンジしたものです

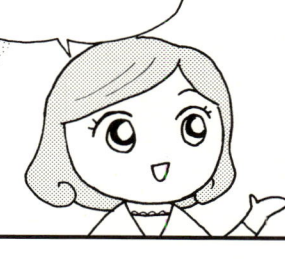

人数は全員が会話に参加しやすい4〜6人で行います

用意するもの

・全員で囲める大きさのテーブル

・人数分のイス

・模造紙1〜2枚

・タイマー1個

・A5サイズの紙を最低10枚（カード用）

・A5サイズの厚紙を1枚

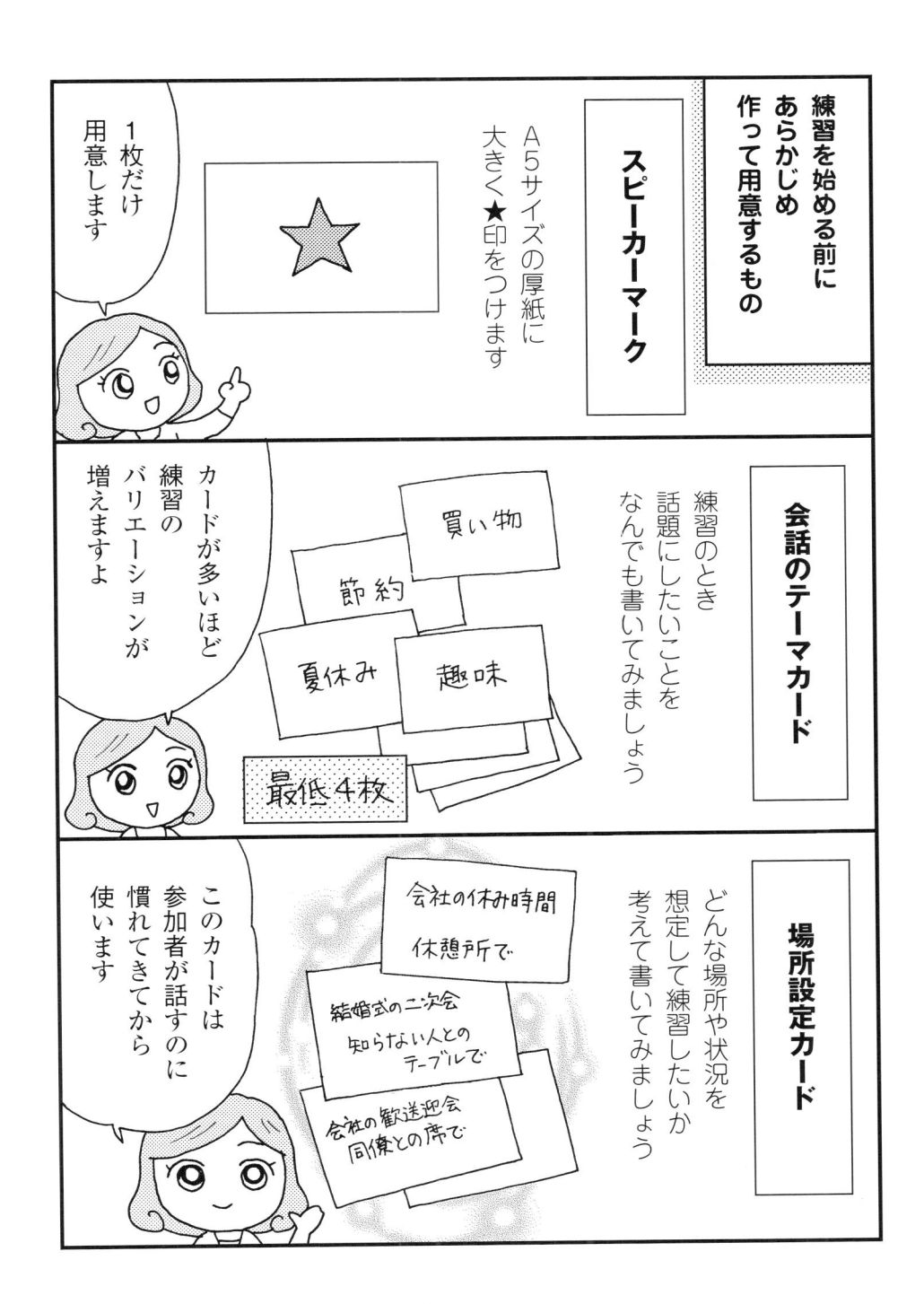

練習を始める前にあらかじめ作って用意するもの

スピーカーマーク

A5サイズの厚紙に大きく★印をつけます

1枚だけ用意します

会話のテーマカード

練習のとき話題にしたいことをなんでも書いてみましょう

買い物／節約／夏休み／趣味

最低4枚

カードが多いほど練習のバリエーションが増えますよ

場所設定カード

どんな場所や状況を想定して練習したいか考えて書いてみましょう

- 会社の休み時間 休憩所で
- 結婚式の二次会 知らない人とのテーブルで
- 会社の歓送迎会 同僚との席で

このカードは参加者が話すのに慣れてきてから使います

107　Practice　ディスカッションしてみよう

セッティング

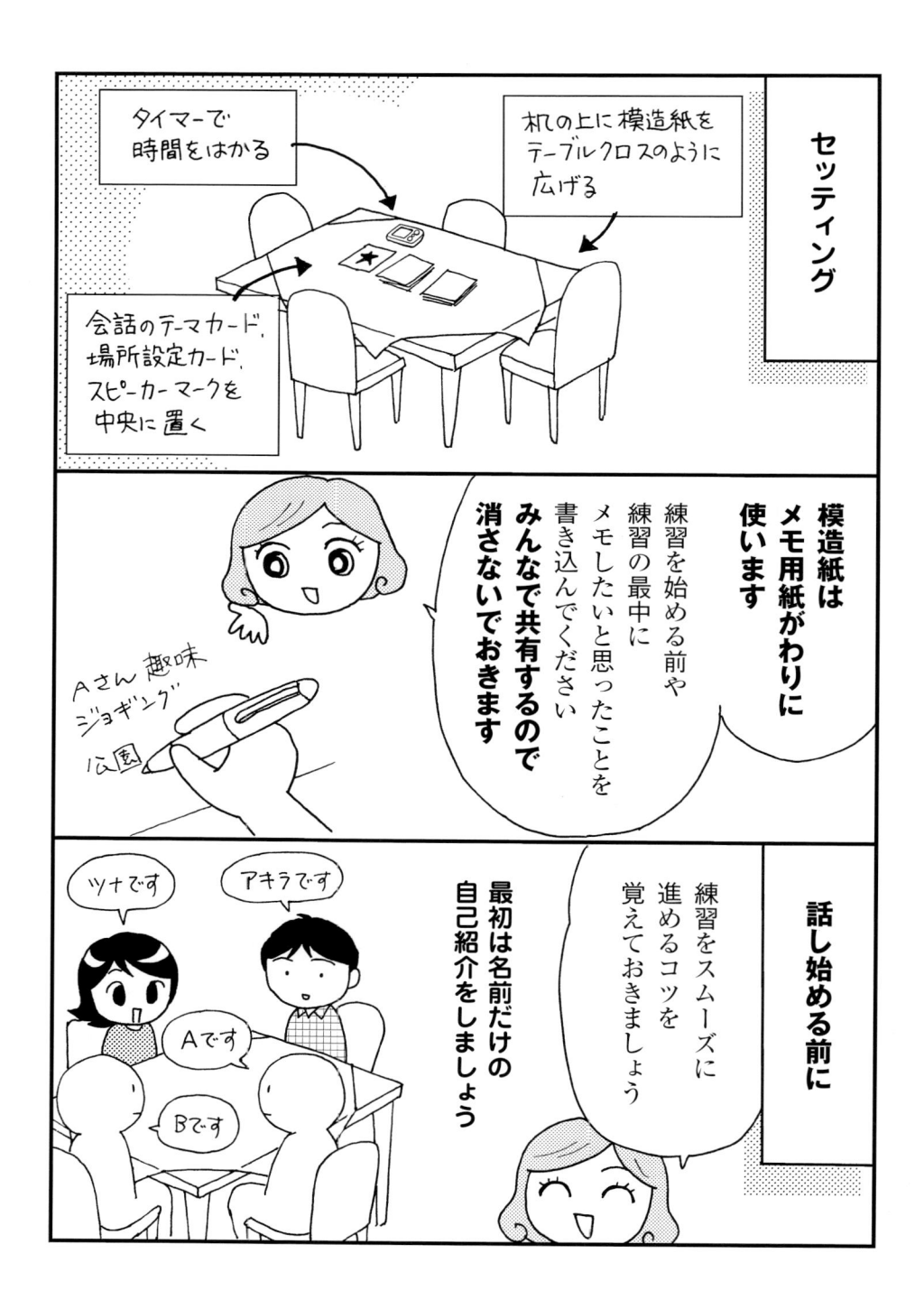

- タイマーで時間をはかる
- 机の上に模造紙をテーブルクロスのように広げる
- 会話のテーマカード、場所設定カード、スピーカーマークを中央に置く

模造紙はメモ用紙がわりに使います

練習を始める前や練習の最中にメモしたいと思ったことを書き込んでください

みんなで共有するので消さないでおきます

Aさん 趣味 ジョギング 公園

話し始める前に

練習をスムーズに進めるコツを覚えておきましょう

最初は名前だけの自己紹介をしましょう

ツナです
アキラです
Aです
Bです

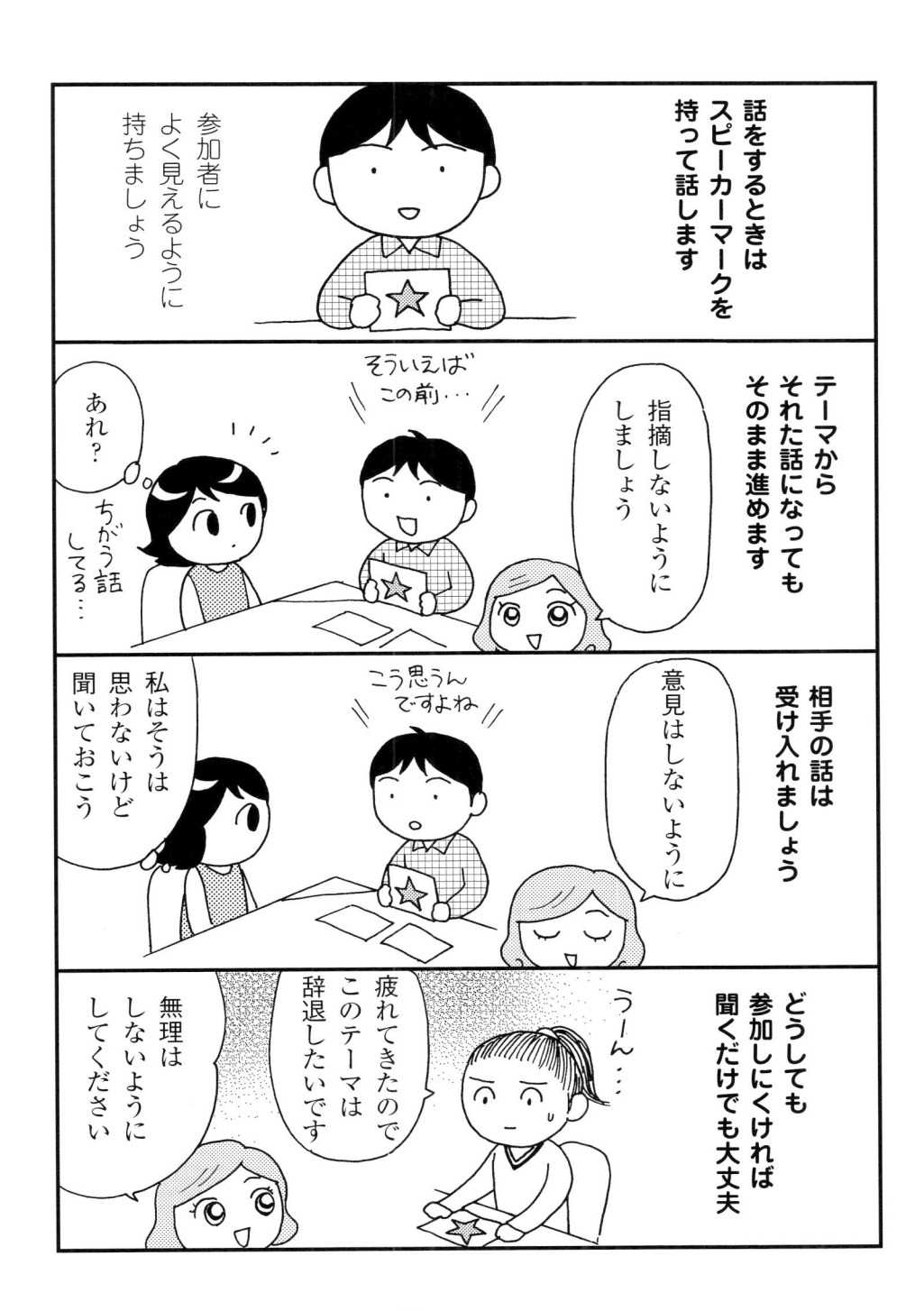

Practice ディスカッションしてみよう

話をするときはスピーカーマークを持って話します
- 参加者によく見えるように持ちましょう

テーマからそれた話になってもそのまま進めます
- 指摘しないようにしましょう

（そういえばこの前…）
（あれ？ちがう話してる…）

相手の話は受け入れましょう
- 意見はしないように

（こう思うんですよね）
（私はそうは思わないけど聞いておこう）

どうしても参加しにくければ聞くだけでも大丈夫
- 疲れてきたのでこのテーマは辞退したいです
- 無理はしないようにしてください

（うーん…）

さあ 練習を始めましょう！

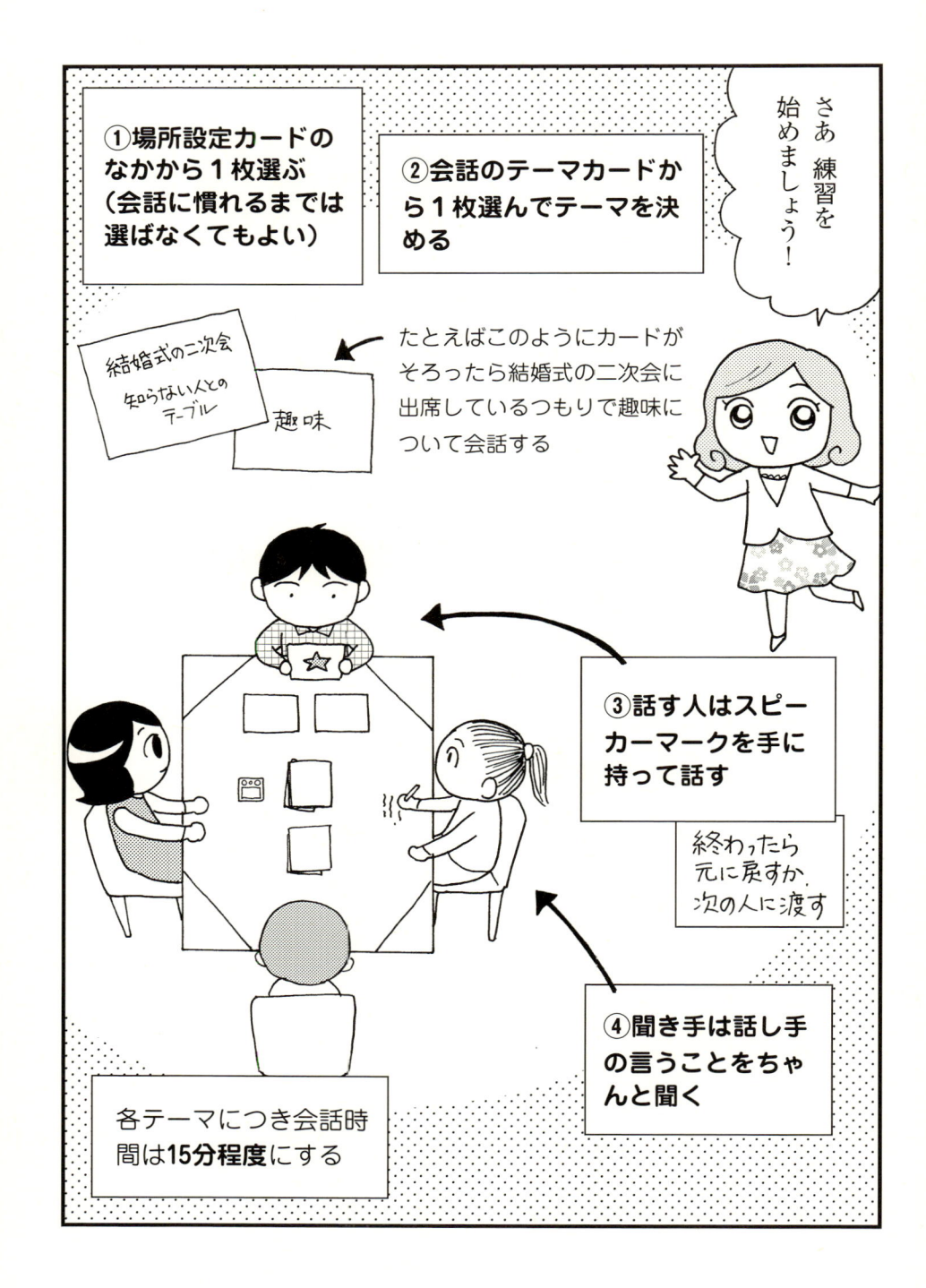

①場所設定カードのなかから1枚選ぶ（会話に慣れるまでは選ばなくてもよい）

②会話のテーマカードから1枚選んでテーマを決める

結婚式の二次会
知らない人とのテーブル

趣味

たとえばこのようにカードがそろったら結婚式の二次会に出席しているつもりで趣味について会話する

③話す人はスピーカーマークを手に持って話す

終わったら元に戻すか次の人に渡す

④聞き手は話し手の言うことをちゃんと聞く

各テーマにつき会話時間は15分程度にする

振り返り

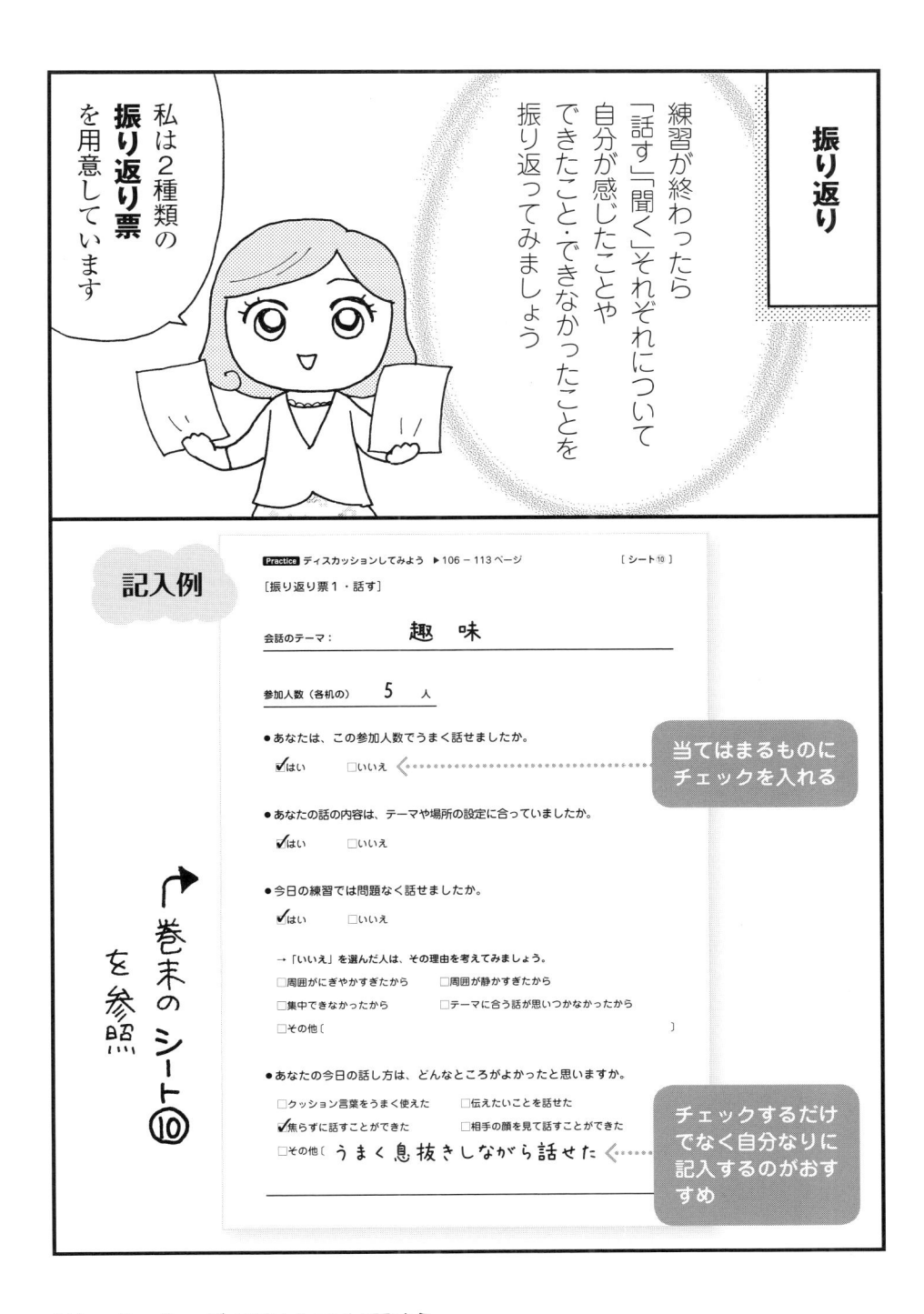

練習が終わったら「話す」「聞く」それぞれについて自分が感じたことやできたこと・できなかったことを振り返ってみましょう

私は2種類の**振り返り票**を用意しています

記入例

→ 巻末のシート⑩を参照

Practice ディスカッションしてみよう ▶106－113ページ　　[シート⑲]
[振り返り票1・話す]

会話のテーマ：　　　**趣　味**

参加人数（各机の）　　**5**　人

● あなたは、この参加人数でうまく話せましたか。
　☑はい　　□いいえ　← 当てはまるものにチェックを入れる

● あなたの話の内容は、テーマや場所の設定に合っていましたか。
　☑はい　　□いいえ

● 今日の練習では問題なく話せましたか。
　☑はい　　□いいえ

→「いいえ」を選んだ人は、その理由を考えてみましょう。
　□周囲がにぎやかすぎたから　　□周囲が静かすぎたから
　□集中できなかったから　　□テーマに合う話が思いつかなかったから
　□その他〔　　　　　　　　　　　　　　　　　　　　　〕

● あなたの今日の話し方は、どんなところがよかったと思いますか。
　□クッション言葉をうまく使えた　　□伝えたいことを話せた
　☑焦らずに話すことができた　　□相手の顔を見て話すことができた
　□その他〔　うまく息抜きしながら話せた　〕← チェックするだけでなく自分なりに記入するのがおすすめ

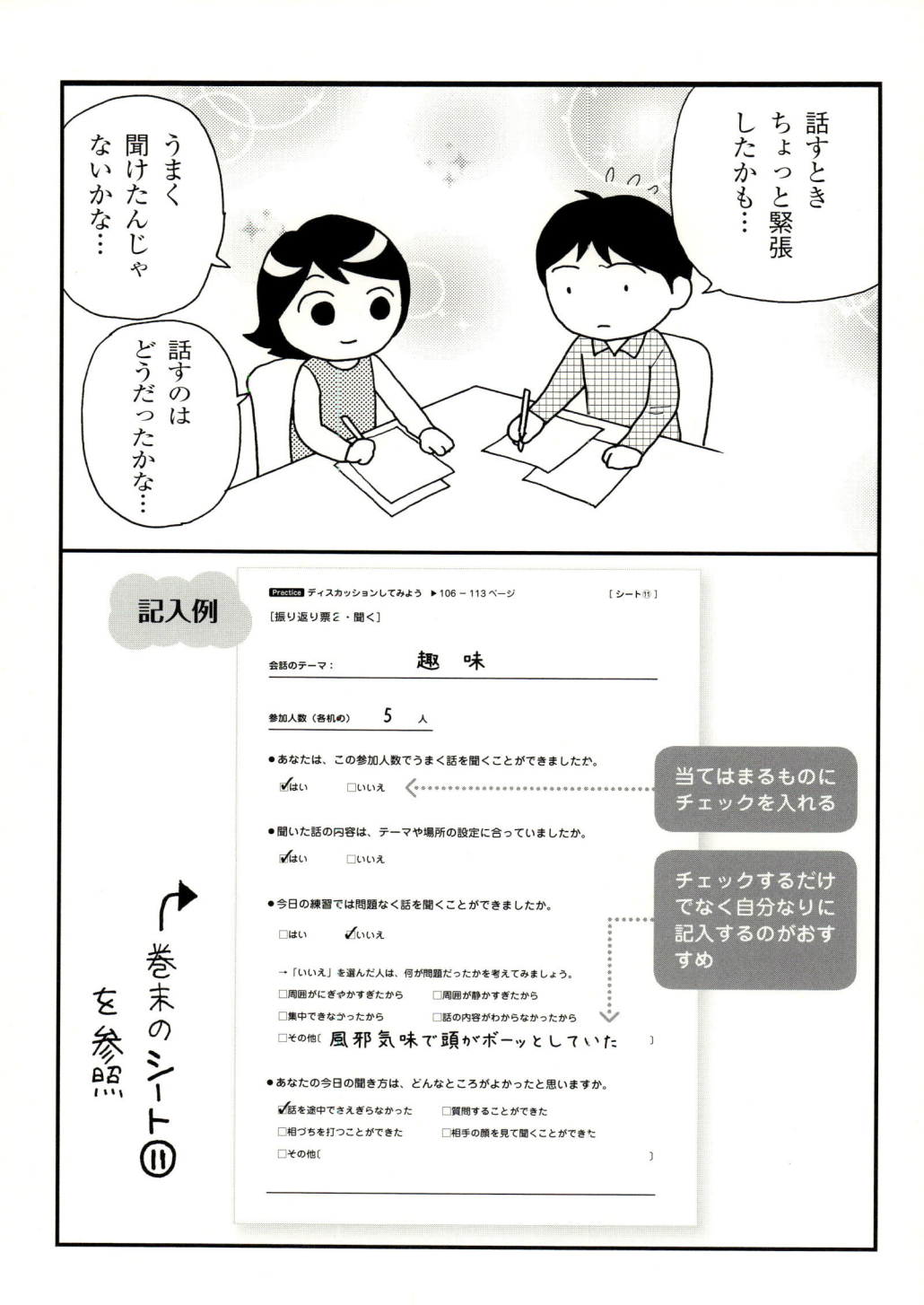

応用編

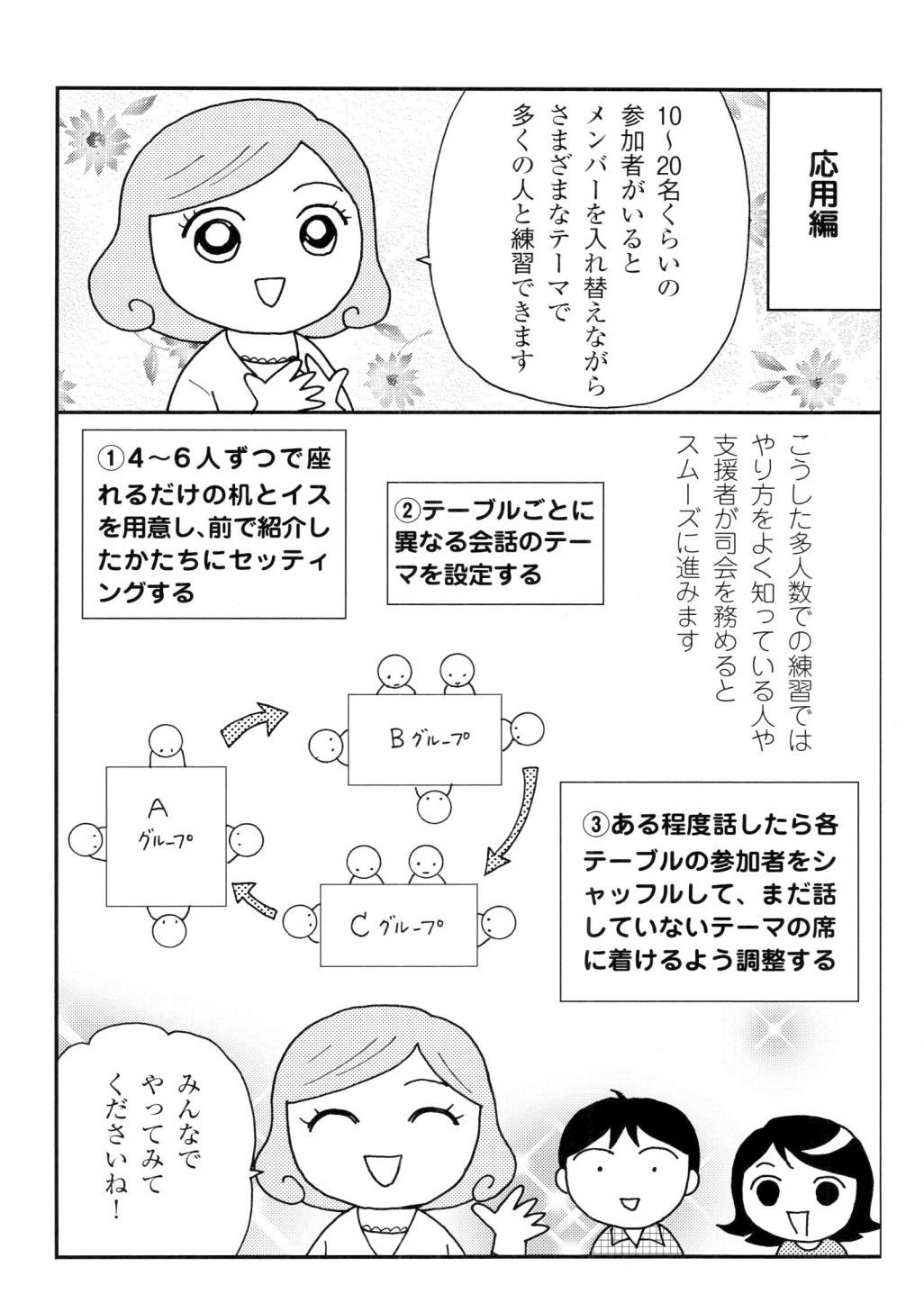

10〜20名くらいの参加者がいるとメンバーを入れ替えながらさまざまなテーマで多くの人と練習できます

こうした多人数での練習ではやり方をよく知っている人や支援者が司会を務めるとスムーズに進みます

①4〜6人ずつで座れるだけの机とイスを用意し、前で紹介したかたちにセッティングする

②テーブルごとに異なる会話のテーマを設定する

③ある程度話したら各テーブルの参加者をシャッフルして、まだ話していないテーマの席に着けるよう調整する

Aグループ
Bグループ
Cグループ

みんなでやってみてくださいね！

113　Practice　ディスカッションしてみよう

おわりに

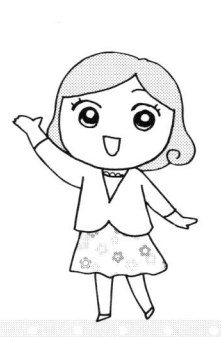

発達障害がある方々と接していると、自分が当たり前だと思っていたことが当たり前には通じなかったり、伝えたいことが言葉だけでは伝わらなかったりすることがあります。はじめの頃は、SSTという言葉も知らないまま、絵や表などの視覚的要素を使いながらコミュニケーションをとり、こんな時にはどうするか、こうしたい時には何をするか、一緒に考えて実践していくうちにお互いが安心できる関係になっていきました。

そうやって発達障害がある子どもたちや成人当事者と関わって一緒に行動するうちに、物を見る視点と考える構造が変わり、私の中で世界が変化していきました。知らなかったことを発見し、見えなかったものが見えてきて、見えていたものが変化してきた、そんなふうに広がりました。いえ、今も広がっています。

そんなある日、「柳下さんのやっていることは、ソーシャル・スキル・トレーニングというのですよ」と人から言われて、自分のやっていることがSSTなのだということを初めて知りました。

SSTは発達障害の人の社会性を育てる方法として紹介されていますが、たとえ発達障害がなくても、自己紹介で何を話してよいかわからなかったり、確認が足りなくて頼

まれたことがスムーズにできなかったり、話の聞き方や尋ね方で苦労している方は多いはずです。そんな方々にもぜひ、この本を役立ててほしいと思っています。使い方も、マンガだけ読む、巻末のシートだけ使う、自分で別のフォーマットを作るなど、自分の使いやすいように利用してほしいです。SSTによって少しでも多くの人がコミュニケーションを楽しめるようになればと願っています。

いままでは、発達障害の本がたくさん書店にならぶようになりましたが、本を読むのが苦手な私は、どの本も活字が多くて読みづらいと思っていました。発達障害のある方も同じように感じたり、それ以上に読みづらさや抵抗を感じることがあるのではないでしょうか。

文字が苦手な人でもよく分かる、視覚的に描写されている読みやすいものはないかな、と探しているうちに「マンガでSSTの本を作ってみませんか」と声をかけていただいたことが、本書を出版するきっかけとなりました。制作にあたり、マンガを描いてくださった野波ツナ先生、デザインを担当してくださった渡邊民人さんと二ノ宮匡さんに厚く御礼を申し上げます。

2013年4月

柳下記子

43ページの記入例

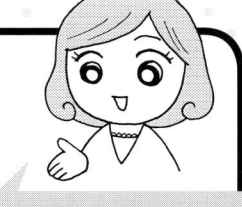

● 吹き出しの中に入る言葉を考えてみましょう。

1．会社での会話

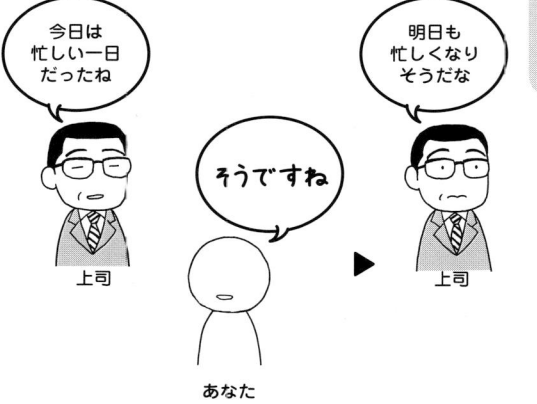

- 上司：「今日は忙しい一日だったね」
- あなた：「そうですね」

▶

- 上司：「明日も忙しくなりそうだな」
- あなた：「そうですね」

> 違う言葉で相づちを打つと単調になりません。
> この場合は、最初の言葉を「本当ですね」にしてもいいでしょう。

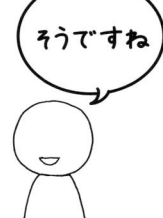

2．友達と遊びに行った帰り

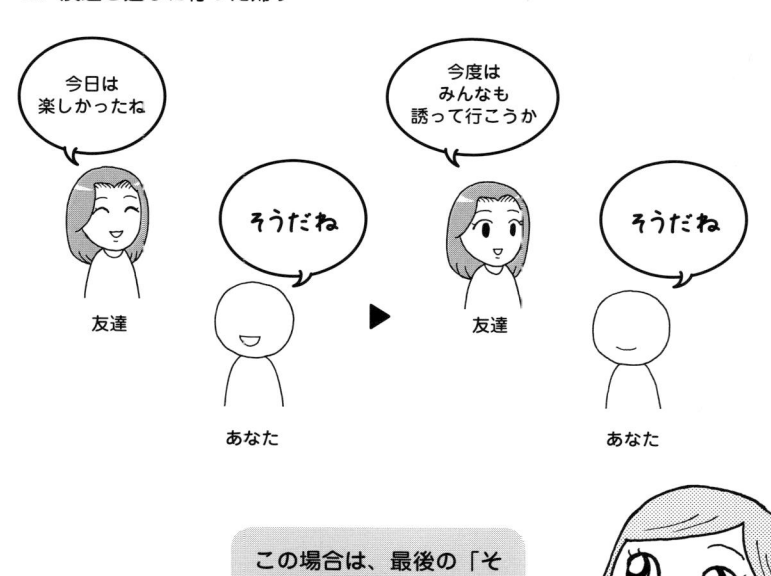

- 友達：「今日は楽しかったね」
- あなた：「そうだね」

▶

- 友達：「今度はみんなも誘って行こうか」
- あなた：「そうだね」

> この場合は、最後の「そうだね」を「いいね」にしても会話が成り立ちますね。

44ページの記入例

ステップアップ!

- 「あなたの話は興味深い」と伝わる相づちを考えてみましょう。
  ヒント：相手の話した言葉を使います

1. 友達との会話

友達：見て見て　これなかなか手に入らない鞄なのよ。

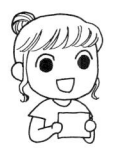

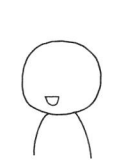

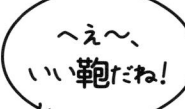

あなた：へぇ～、いい鞄だね!

> キーワードの「鞄」を繰り返すとともに、「いい」「すごい」などの言葉で強く肯定するのがポイントです。

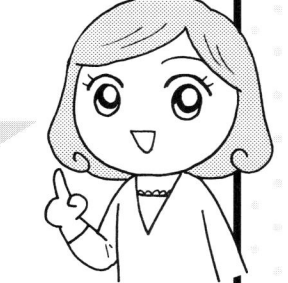

2. 会社で同僚と

同僚：なかなか仕事が終わらなくて昨夜は終電で帰ったんだ

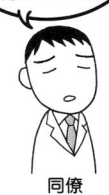

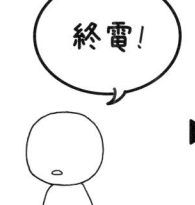

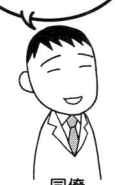

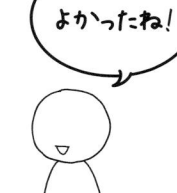

あなた：終電!

▶

同僚：そうなんだよ乗り遅れなくてよかったよ

あなた：よかったね!

> キーワードは「終電」です。
> それを繰り返したあと、相手に共感を示すのがポイントです。

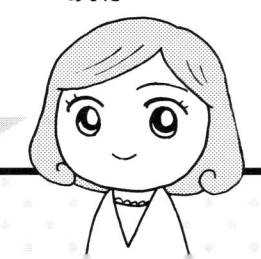

53ページの記入例

次の自己紹介に対してできそうな質問を考えてみましょう。

[1]《自己紹介》
はじめまして、中村ヤスオといいます。
会社では、コールセンターでお客様からの電話相談を受ける仕事をしています。
趣味は読書です。最近はミステリー小説ばかり読んでいます。

● 相手の話をメモしてみましょう。

相手の名前	中村ヤスオ

項目（ (仕事)　趣味　その他 ）

仕事	コールセンターで電話相談	▶	どんな電話を受けるのか 何本くらい受けるのか

項目（ 仕事　(趣味)　その他 ）

趣味　読書　ミステリー	▶	どの作家が好きか 何冊くらい読んだのか

● メモをもとに、さらに質問を考えてみましょう。

	項目	「趣味は読書で、最近ミステリー小説ばかり読んでいます」
1	いつ(When)	いつ読書をしていますか
2	どこで(Where)	どこで読書をしていますか
3	だれが(Who)	だれの本を読んでいますか
4	何を(What)	何という本を読んでいますか
5	どうやって(How)	

仕事について質問するときは、収入などお金の話をいきなりしないようにしましょう。
マナー違反になってしまいます。

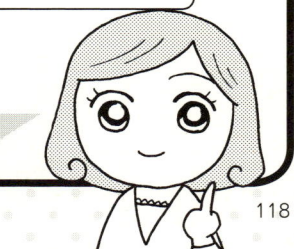

> 54ページの記入例

[2]《自己紹介》
　神奈川県川崎市から来ました佐々木ジュンコといいます。
　このSSTセミナーは友人から聞いて参加しました。
　今日はみなさんのお話を聞いて勉強したいと思います。
　好きなことは、食べ歩くことです。

● 相手の話をメモしてみましょう。

相手の名前	佐々木ジュンコ

項目（ 仕事　趣味　(その他) ）

SSTセミナー 勉強したい　▶　どんなことを学びたいか

項目（ 仕事　(趣味)　その他 ）

好きなこと　食べ歩き　▶　どこに食べに行きましたか / だれと食べに行きましたか

● メモをもとに、さらに質問を考えてみましょう。

	項目	「好きなことは、食べ歩くことです」
1	いつ(When)	いつ食べ歩きに行くのですか
2	どこで(Where)	どこに食べ歩きに行きますか
3	だれが(Who)	だれと食べに行くのですか
4	何を(What)	何を食べましたか
5	どうやって(How)	どうやってお店をさがしますか

> 男女を問わず、年齢を気にする人は必ずいるものです。
> とりわけ女性に対して、いきなり年齢を聞いたり、容姿に関することを質問するのは控えましょう。

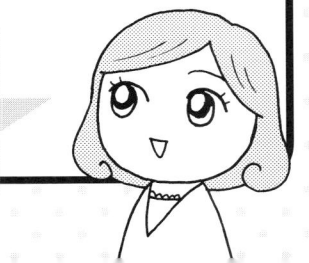

65ページの記入例

● 親、兄弟、同僚、上司など、だれでもいいので、身近な人を思い浮かべて、その人を紹介する文章を考えてみましょう。

1. 紹介する人の情報を整理しましょう。

1	名前	山本一郎
2	仕事	
3	部署	
4	出身	福岡県
5	家族	両親と弟が1人
6	趣味	音楽を聴くこと
7	特技	テニス
8	自分との関係	友達(高校のときからの)
9	相手との共通点	
10		

2. 紹介文を考えてみましょう。

[メンバー紹介]

こちらは、_____山本一郎_____さんです。
　　　　　　　　　(名　前)

こちらは、私の高校時代からの友人 の 山本一郎 さんです。
　　　　(職業、出身、自分との関係など)　　(名　前)

[人材紹介]

こちらは、_____山本一郎_____さんです。
　　　　　　　　　(名　前)

__山本__さんの __出身__ は __福岡県__ です。
(名　前)　　　(職業、趣味、特技など)

_____趣味_____ は 音楽を聴くことだそうです。

> 人を紹介するときは、その人のいいところを伝えられるような文章を考えましょう。

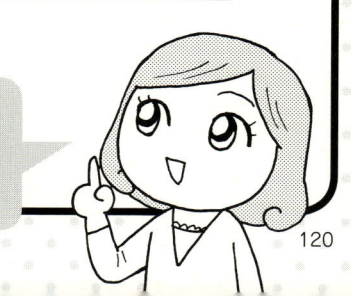

66ページの記入例

● 自分の愛用の品、仕事で扱っている商品、他人におすすめしたいモノを思い浮かべて、それを紹介するときに必要な情報を整理してみましょう。

1. 紹介するモノの情報を整理してみましょう。

1	名前	消せるボールペン
2	特徴	書いたあと消しゴムで消せる
3	利点(よいところ)	書き損じても直せる 普通のボールペンくらいの濃さで字が書ける
4		

2. 紹介文を考えてみましょう。

消せるボールペンは、書いたあと消しゴムで消せるボールペンです。書き損じても直せるわりに、普通のボールペンくらいの濃さの字が書けるので、おすすめです。

> モノを紹介するときも、紹介文が長くならないように気をつけましょう。
> 自己紹介と同じで、200字以内と考えるとよいでしょう。

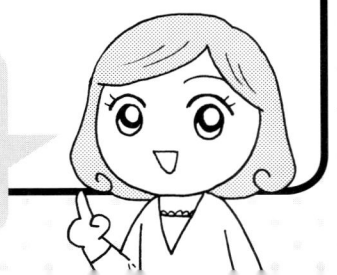

77ページの記入例

● 上司から不要になった書類を手渡されて、次のように言われました。細分化して、確認する方法を考えてみましょう。

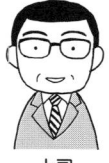

> この書類適当に捨てといて

上司

1. 頼まれたことを細分化してみましょう（全部埋める必要はありません）。

	ポイント5つ	問いかけ
1	いつ (When)	いつ捨てに行きましょうか？
2	どこで (Where)	ゴミ箱に捨てていいですか？
3	だれが (Who)	
4	何を (What)	
5	どうやって (How) ／どのくらい (How much)	シュレッダーにかけますか？

2. 確認のための言葉や動作を考えてみましょう。

ゴミ箱を持って、示しながら言葉で確認する
シュレッダーを指さして確認する

> 言葉だけでなく、動作でも確認すれば、相手の言う内容がより明確になりますよ！

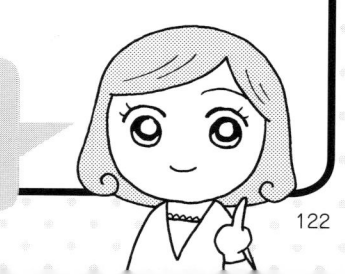

78ページの記入例

● 日曜日に一緒に映画を見に行く予定の友達から、次のように言われました。細分化して、確認する方法を考えてみましょう。

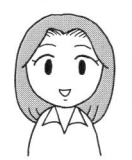

友達：待ち合わせ場所は駅の前でいいよね

1．頼まれたことを細分化してみましょう（全部埋める必要はありません）。

	ポイント5つ	問いかけ
1	いつ（When）	何時に待ち合わせようか？
2	どこで（Where）	駅の前のどこで待ち合わせる？
3	だれが（Who）	
4	何を（What）	
5	どうやって（How）／どのくらい（How much）	携帯電話で連絡をとりあおうか？

2．確認のための言葉や動作を考えてみましょう。

あらかじめ駅の構内図をインターネットで調べておく

> もし初めて行く場所なら、このようなケースは、「どの駅？」と駅名を明確にすることも忘れないようにしましょう。

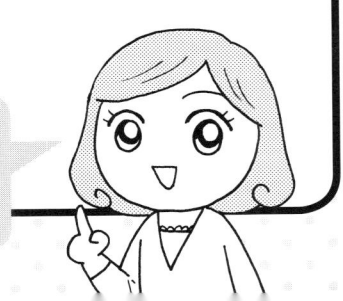

79ページの記入例

● 会社で先輩社員から次のように指示されました。細分化して、確認する方法を考えてみましょう。

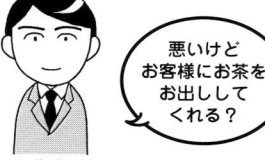

先輩：悪いけどお客様にお茶をお出ししてくれる？

1. 頼まれたことを細分化してみましょう（全部埋める必要はありません）。

	ポイント5つ	問いかけ
1	いつ(When)	いつお出ししましょうか？
2	どこで(Where)	どこにお持ちしましょうか？
3	だれが(Who)	
4	何を(What)	コーヒー、緑茶、どちらにしましょうか？
5	どうやって(How)／どのくらい(How much)	いくつお持ちしましょうか？

2. 確認のための言葉や動作を考えてみましょう。

お客様の人数も聞いておく
メモして忘れないようにする

> コラム1でも書きましたが、このような場合、「お茶」は、コーヒー、紅茶、緑茶など、いずれでもあり得ます。どれがいいかも確認すると、印象がグッとよくなりますよ！

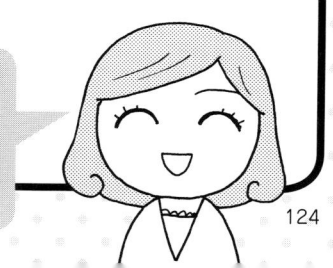

89ページの記入例

● 次のような場合、どうお願いすればいいでしょうか。考えてみましょう。

《シチュエーション》
大学の先生から「期末レポートを提出するように」と指示されました。ところがあなたは、いつまでに提出すればいいかわかりません。何をどうお願いすればいいでしょうか。

1．何をお願いすればいいか、考えてみましょう。

目的	教えてほしい
なぜ(Why)	いつまでに出せばいいかわからない
いつ(When)	
どこで(Where)	
だれに(Who)	私に
何を(What)	レポートの提出期限を
どう依頼する(How)	教えてくれませんか

2．書きだしたことをもとに、クッション言葉を使ってお願いの言葉をつくってみましょう。

すみませんが、レポートをいつまでに出せばいいかわからないので、提出期限を教えてくれませんか

> 先生は目上の人ですから、「教えて！」「期限は？」など、単語で聞くことのないようにしましょう。

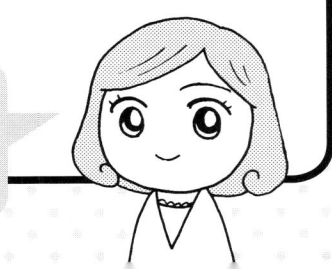

90ページの記入例

●次のような場合、どうお願いすればいいでしょうか。考えてみましょう。

《シチュエーション》
あなたは会社にいます。会議中に、200ページある資料が50部足りないことがわかり、至急コピーしなければならなくなりました。同僚に手伝ってもらいたいところです。

1．何をお願いすればいいか、考えてみましょう。

目的	手伝ってほしい
なぜ(Why)	資料が足りない
いつ(When)	今
どこで(Where)	コピー室で
だれに(Who)	同僚の田中さんに
何を(What)	資料のコピーを
どう依頼する(How)	手伝ってもらえませんか

2．書きだしたことをもとに、クッション言葉を使ってお願いの言葉をつくってみましょう。

田中さん、忙しいところ悪いんだけど、資料が足りないので、コピーするのを手伝ってもらえない？

> お願いするときに資料をいきなり渡す人がいますが、それでは相手も気を悪くします。
> 必ずお願いの言葉をかけ、相手が引き受けてくれたら渡すようにしましょう。

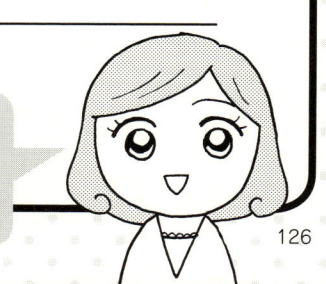

/ 91ページの記入例 /

● 次のような場合、どうお願いすればいいでしょうか。考えてみましょう。

《シチュエーション》
友達から教えてもらった電話番号をメモしたいのですが、あなたは紙もペンも持っていません。友達から借りたいのですが、どうお願いすればいいでしょうか。

1．何をお願いすればいいか、考えてみましょう。

目的	貸してほしい
なぜ(Why)	メモをとりたい
いつ(When)	今
どこで(Where)	ここで
だれに(Who)	友達の今井君に
何を(What)	ペンを
どう依頼する(How)	貸してくれませんか

2．書きだしたことをもとに、クッション言葉を使ってお願いの言葉をつくってみましょう。

今井君ごめんね、メモをとりたいから、
ペンを貸してくれないかな？

> たとえペン一本でも「ちょっと貸して！」などと気軽に持っていくと、トラブルのもとです。最初にちゃんと相手にお願いしましょう。

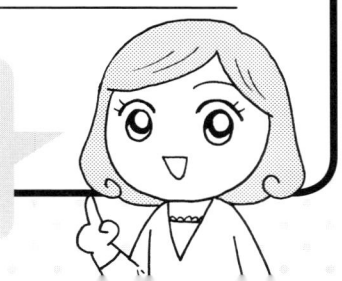

103ページの記入例

● あなたは、以下のことを伝えなければならなくなりました。話したいことが「報告・連絡・相談」のどれであるか考え、内容を整理してみましょう。

[1] あなたは出張先から、午後3時に自分の会社に戻る予定でした。ところが、悪天候で飛行機の出発が遅れるため、戻りが午後6時になりそうです。遅れることを、電話で上司に伝えねばなりません。

1. 何を報告／連絡／相談すればよいか考えてみましょう。

<u>　　　　　遅れること　　　　　</u> を　　報告 ／ ⦅連絡⦆ ／ 相談　する。
　　　　（話　す　内　容）　　　　　　　　　　　（○をつけましょう）

2. 話す内容を整理してみましょう。うまく当てはまらないものは空欄を利用します。

話したいこと:	遅れることを連絡	
1	いつ(When)	今日
2	どこで(Where)	
3	だれが(Who)	私が
4	何を(What)	会社に戻るのが
5	なぜ(Why)	飛行機の出発が遅くなって
6	どうする(How)	戻りが午後6時になる

3. クッション言葉を使って、実際に話す文章をつくってみましょう。

ご連絡があるのですが、飛行機の出発が遅くなりまして、今日は会社への戻りが午後6時になります

> なぜ遅れるのか、理由をちゃんと伝えるのがポイントです！

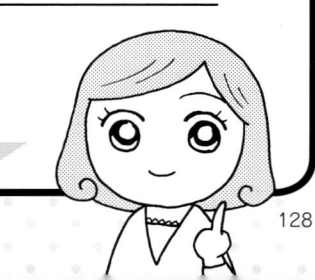

104ページの記入例

[2] 上司から、「取引先の大山さんと話がしたい。いつなら訪問できるか、日時の候補をいくつか挙げてもらってくれ」と言われました。大山さんに何をどう伝えればいいか、自分の話したいことが「報告・連絡・相談」のどれであるか考え、話す内容を整理してみましょう。

1．何を報告／連絡／相談すればよいか考えてみましょう。

　　<u>　　訪問する日時　　</u>　を　　報告　／　連絡　／　(相談)　する。
　　　　（話　す　内　容）　　　　　　　　　（○をつけましょう）

2．話す内容を整理してみましょう。うまく当てはまらないものは空欄を利用します。

話したいこと：	訪問日時の相談	
1	いつ(When)	今日
2	どこで(Where)	電話で
3	だれが(Who)	私が
4	何を(What)	訪問できる日時を
5	なぜ(Why)	上司がうかがいたいと言っているので
6	どうする(How)	いくつか教えて欲しい
	だれに	大山さんに

3．クッション言葉を使って、実際に話す文章をつくってみましょう。

お世話になっております。私の上司が大山さんを訪問したいと言っておりますが、訪問できる日時をいくつか教えてくださいませんか

お世話になっております。私の上司が大山さんを訪問したいと申しておりますので、お訪ねできる日時をいくつか教えてくださいませんか

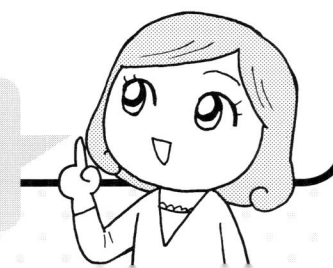

> 主語に注意しましょう。
> 「あなたの上司が」日時を聞きたいのだということをちゃんと伝える必要があります。

> 105ページの記入例

[3] 先ほどの［2］に登場した大山さんから、電話口で次のように言われました。
「5日の13時か、7日の16時からならあいてますよ」
あなたの上司に何をどう伝えればいいか、自分の話したいことが「報告・連絡・相談」のどれであるか考え、話す内容を整理してみましょう。

1．何を報告／連絡／相談すればよいか考えてみましょう。

<u>　大山さんが挙げた日時　</u> を ㊙報告／ 連絡 ／ 相談 する。
　　　　（話す内容）　　　　　　（○をつけましょう）

2．話す内容を整理してみましょう。うまく当てはまらないものは空欄を利用します。

話したいこと：	大山さんが挙げた日時の報告
1	いつ(When)	5日の13時か7日の16時
2	どこで(Where)	
3	だれが(Who)	大山さんが
4	何を(What)	
5	なぜ(Why)	
6	どうする(How)	あいている

3．クッション言葉を使って、実際に話す文章をつくってみましょう。

ご報告です。大山さんは5日の13時か、
7日の16時ならあいているそうです

> 日付と時間を間違えて伝えないように、報告の前に確認の作業をするといいですよ！

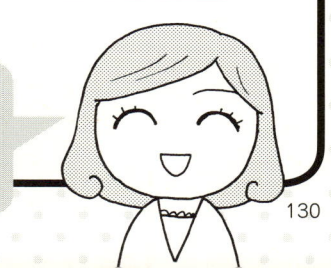

著者　柳下記子
視覚発達支援センター学習支援室室長、特別支援教育士、武蔵野市支援教室学習指導員。東洋英和女学院短期大学保育専攻科卒業。幼稚園教諭、特別支援学校教諭の免許や心理検査士の資格も持つ。教育現場で支援に携わるとともに、幼児から成人まで、幅広い年齢層を対象としたSST（ソーシャル・スキル・トレーニング）のセミナー講師や発達障害支援に関する講演活動を行っている。他の著書に『教室の中の気になるあの子から発想した教材・教具』（学事出版）がある。

漫画　野波ツナ
東京都生まれ、漫画家。少女漫画アシスタントなどを経て青年誌でデビュー。アスペルガー症候群がある夫との日常を綴ったコミックエッセイ『旦那さんはアスペルガー』が話題に。他の作品に『旦那さんはアスペルガー　奥さんはカサンドラ』『旦那さんはアスペルガー　みつけよう笑顔のヒント』（いずれもコスミック出版）などがある。

発達障害がある人のための
みるみる会話力がつくノート

こころライブラリー

2013年4月10日　第1刷発行
2019年1月29日　第6刷発行

著　者　柳下記子
漫　画　野波ツナ
発行者　渡瀬昌彦
発行所　株式会社講談社
　　　　郵便番号112-8001
　　　　東京都文京区音羽2-12-21
　　　　電話　編集　03-5395-3560
　　　　　　　販売　03-5395-4415
　　　　　　　業務　03-5395-3615
印刷所　株式会社新藤慶昌堂
製本所　株式会社若林製本工場

ⒸNoriko Yagishita & Tsuna Nonami 2013, Printed in Japan
N.D.C.494　143p　21cm
定価はカバーに表示してあります。
落丁本・乱丁本は購入書店名を明記のうえ、小社業務あてにお送りください。送料小社負担にてお取り替えいたします。なお、この本についてのお問い合わせは第一事業局学芸部からだとこころ編集あてにお願いいたします。
本書のコピー、スキャン、デジタル化等の無断複製は著作権法上での例外を除き禁じられています。本書を代行業者等の第三者に依頼してスキャンやデジタル化することはたとえ個人や家庭内の利用でも著作権法違反です。Ⓡ〈日本複製権センター委託出版物〉本書からの複写を希望される場合は、日本複製権センター（☎03-3401-2382）にご連絡ください。

ISBN978-4-06-259711-1

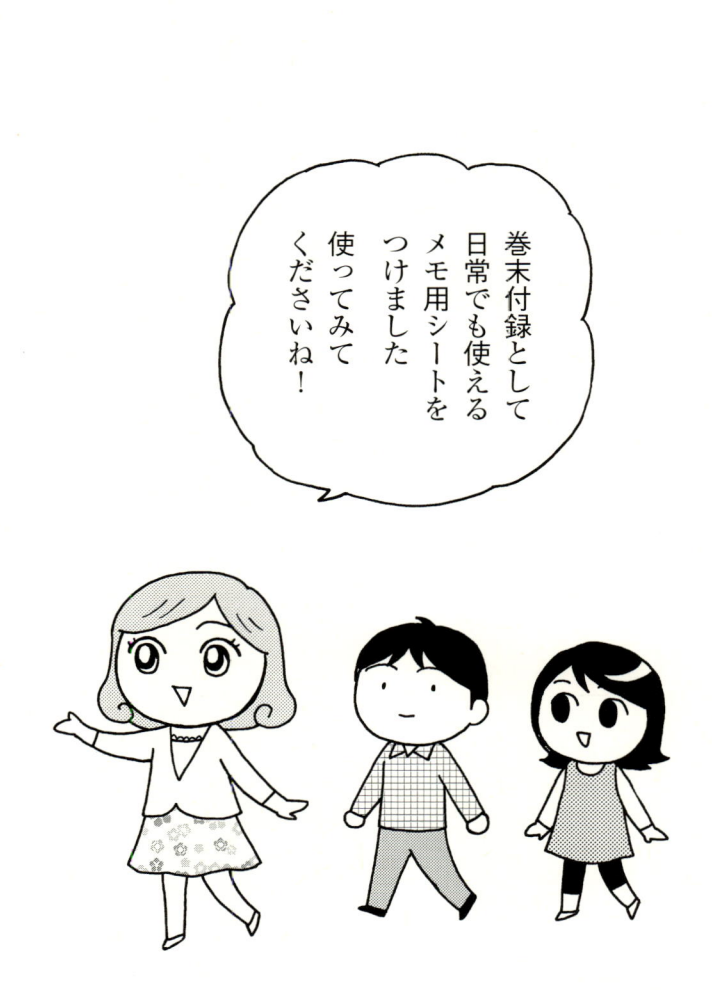

> 巻末付録として
> 日常でも使える
> メモ用シートを
> つけました
> 使ってみて
> くださいね！

Lesson 2 自己紹介してみよう ▶15－26ページ　　　　　　　　　　　　［シート①］

●自己紹介項目

※自己紹介は30秒を目安にしましょう。

1	名前	
2	年齢	
3	出身地	
4	ニックネーム	
5	前職業（出身校）	
6	仕事（学校名）	
7	家族構成	
8	入学・入社・転職理由	
9	今日の気分（体調）	
10	趣味	
11	今、興味のあること	
12	得意なこと（得意教科）	
13	苦手なこと（苦手教科）	
14	伝えておきたい自分の特徴	
15	伝えておきたい苦手なこと	
16	尊敬する人	
17	休日の過ごし方	
18	好きな言葉（座右の銘や名言）	
19	行ってみたい場所	
20	最近の嬉しい出来事	

私は＿＿＿＿＿＿＿＿＿＿＿＿＿＿＿＿＿＿＿＿＿＿＿＿＿＿＿＿といいます。

		は	です。
		は	です。
		は	です。

Lesson 3　相手の話を聞く　▶ 27－36 ページ　　　［ シート② ］

● 聞き方のコツ6

　　1．相手のほうを見る
　　2．していることをやめる
　　3．自分の話をやめる
　　4．体を少し前に傾ける
　　5．ときどきうなずく
　　6．最後まで聞く

● その他の聞き方のコツ

　　・適度に息を抜く
　　・短い言葉を挟む
　　・相手の言葉からキーワードを探す
　　・相手の感情や気持ちに気づく

| Practice | ロールプレイをしてみよう　▶37 − 44 ページ　　　　　　　　　[シート③]

_____さんへ

- 相手を見ていましたか。

　　1　できていた　　2　少しできていた　　3　もう少し見るといいです

- 自分のしていることをやめられましたか。

　　1　できていた　　2　少しできていた　　3　落ち着きがなかった

- ときどきうなずくことができていましたか。

　　1　できていた　　2　少しできていた　　3　もう少しうなずくといいです

- 最後まで聞いていましたか。

　　1　できていた　　2　少しできていた　　3　気持ちが向いていなかった

- よかったところを書きましょう。

_____

_____より

Lesson 4　相手に質問してみよう　▶ 45 − 54 ページ　　　　　［ シート④ ］

● 相手の話をメモしてみましょう。

相手の名前	

項目（　仕事　　趣味　　その他　）

	▶	

項目（　仕事　　趣味　　その他　）

	▶	

● メモをもとに、さらに質問を考えてみましょう。

	項目	
1	いつ(When)	
2	どこで(Where)	
3	だれが(Who)	
4	何を(What)	
5	どうやって(How)	

Lesson 5 紹介してみよう　▶55 − 66 ページ　　　　　　　　　　　　　［ シート⑤ ］

● **紹介する人の情報を整理しましょう。**

1	名前	
2	仕事	
3	部署	
4	出身	
5	家族	
6	趣味	
7	特技	
8	自分との関係	
9	相手との共通点	
10		

● **情報からいろいろな紹介文を考えてみましょう。**

［メンバー紹介をするとき］

こちらは、＿＿＿＿＿＿＿＿＿＿＿＿＿＿＿＿＿＿＿＿＿＿＿＿＿＿さんです。
　　　　　　　　　　　　　　　（名　　前）

こちらは、＿＿＿＿＿＿＿＿＿＿＿＿＿＿＿の＿＿＿＿＿＿＿＿＿さんです。
　　　　　（職業、出身、自分との関係など）　　　　（名　　前）

［人材紹介をするとき］

こちらは、＿＿＿＿＿＿＿＿＿＿＿＿＿＿＿＿＿＿＿＿＿＿＿＿＿＿さんです。
　　　　　　　　　　　　　　　（名　　前）

＿＿＿＿＿さんの＿＿＿＿＿＿＿は＿＿＿＿＿＿＿＿＿＿＿です。
（名　　前）　（職業、趣味、特技など）

＿＿＿＿＿＿＿＿＿＿＿＿＿は＿＿＿＿＿＿＿＿＿＿＿＿＿＿＿。

Lesson 5　紹介してみよう　▶55 − 66 ページ　　　　［ シート⑥ ］

● 紹介するモノの情報を整理してみましょう。

1	名前	
2	特徴	
3	利点（よいところ）	
4		

● 紹介文を考えてみましょう。

Lesson 6　確認してみよう　▶67 − 79ページ　　　　　　　　　　［シート⑦］

● 頼まれたことを細分化してみましょう。
　（全部埋める必要はありません）

	ポイント5つ	問いかけ
1	いつ（When）	
2	どこで（Where）	
3	だれが（Who）	
4	何を（What）	
5	どうやって（How）／どのくらい（How much）	

● 確認のための言葉や動作を考えてみましょう。

Lesson 7 上手にお願いする方法　▶81 − 91 ページ　　　［シート⑧］

● 何をお願いすればいいか、考えてみましょう。

目的	
なぜ（Why）	
いつ（When）	
どこで（Where）	
だれに（Who）	
何を（What）	
どう依頼する（How）	

● 書きだしたことをもとに、クッション言葉を使ってお願いの言葉をつくってみましょう。

Lesson 8 報告・連絡・相談をするには ▶93 − 105 ページ　　［シート⑨］

● 何を報告／連絡／相談すればよいか考えてみましょう。

_____ を　　報告　／　連絡　／　相談　　する。
　　　　　（話　す　内　容）　　　　　　　　　　　　　（○をつけましょう）

● 話す内容を整理してみましょう。うまく当てはまらないものは空欄を利用します。

話したいこと：		
1	いつ(When)	
2	どこで(Where)	
3	だれが(Who)	
4	何を(What)	
5	なぜ(Why)	
6	どうする(How)	

● クッション言葉を使って、実際に話す文章をつくってみましょう。

Practice ディスカッションしてみよう　▶106－113ページ　　　　［ シート⑩ ］

[振り返り票1・話す]

会話のテーマ：
_____

参加人数（各机の）　　　　　　　人
_____

● あなたは、この参加人数でうまく話せましたか。
　　□はい　　　　□いいえ

● あなたの話の内容は、テーマや場所の設定に合っていましたか。
　　□はい　　　　□いいえ

● 今日の練習では問題なく話せましたか。
　　□はい　　　　□いいえ

　→「いいえ」を選んだ人は、その理由を考えてみましょう。
　　□周囲がにぎやかすぎたから　　　□周囲が静かすぎたから
　　□集中できなかったから　　　　　□テーマに合う話が思いつかなかったから
　　□その他〔　　　　　　　　　　　　　　　　　　　　　　　　　　　　〕

● あなたの今日の話し方は、どんなところがよかったと思いますか。
　　□クッション言葉をうまく使えた　　□伝えたいことを話せた
　　□焦らずに話すことができた　　　　□相手の顔を見て話すことができた
　　□その他〔　　　　　　　　　　　　　　　　　　　　　　　　　　　　〕

Practice ディスカッションしてみよう　▶106 − 113 ページ　　[シート⑪]

[振り返り票２・聞く]

会話のテーマ：_____

参加人数（各机の）　_____　人

● あなたは、この参加人数でうまく話を聞くことができましたか。

　　☐はい　　　☐いいえ

● 聞いた話の内容は、テーマや場所の設定に合っていましたか。

　　☐はい　　　☐いいえ

● 今日の練習では問題なく話を聞くことができましたか。

　　☐はい　　　☐いいえ

　→「いいえ」を選んだ人は、何が問題だったかを考えてみましょう。

　　☐周囲がにぎやかすぎたから　　　☐周囲が静かすぎたから

　　☐集中できなかったから　　　　　☐話の内容がわからなかったから

　　☐その他〔　　　　　　　　　　　　　　　　　　　　　　　　　　〕

● あなたの今日の聞き方は、どんなところがよかったと思いますか。

　　☐話を途中でさえぎらなかった　　☐質問することができた

　　☐相づちを打つことができた　　　☐相手の顔を見て聞くことができた

　　☐その他〔　　　　　　　　　　　　　　　　　　　　　　　　　　〕